# PARALYSESTUDIEN BEI NEGERN UND INDIANERN

## EIN BEITRAG ZUR VERGLEICHENDEN PSYCHIATRIE

VON

## DR. FELIX PLAUT

PROFESSOR AN DER UNIVERSITÄT MÜNCHEN

MIT EINEM GELEITWORT VON

### PROFESSOR EMIL KRAEPELIN

MIT 15 ABBILDUNGEN

BERLIN

VERLAG VON JULIUS SPRINGER

1926

ISBN 978-3-642-50442-6          ISBN 978-3-642-50751-9 (eBook)
DOI 10.1007/978-3-642-50751-9

HERRN DR. PHIL. H. C. UND DR. JUR. H. C.

# JAMES LOEB
IN MURNAU

DEM SELBSTLOSEN UND TREUEN FÖRDERER

DER WISSENSCHAFTEN

IN VEREHRUNG UND DANKBARKEIT

ZUGEEIGNET.

F. PLAUT.

Sehr verehrter Herr Doktor Loeb!

Viele Jahre sind verflossen, seitdem Sie mir, wie ich meinte im Scherz, versprachen, mir psychiatrische Untersuchungen bei Indianern zu ermöglichen. Dazwischen lag der Weltkrieg, der alle wissenschaftlichen Pläne zerstörte. Als aber immer dringender bestimmte Fragestellungen auftauchten, haben Sie keinen Augenblick gezögert, aus freien Stücken auf Ihre alte Zusage zurückzukommen und in freigebigster Weise die Mittel zu einer Forschungsreise bereitzustellen. So wurde Herrn Professor Plaut und mir die Gelegenheit gegeben, in den Vereinigten Staaten, in Mexiko und Kuba zahlreiche Indianer und Neger zu untersuchen und zugleich wertvollste Beziehungen mit unseren Fachgenossen in jenen Ländern anzuknüpfen. Unsere Reise galt in erster Linie der Paralysefrage. Wenn es auch bei der Kürze der zu Gebote stehenden Zeit naturgemäß nicht gelingen konnte, in das Dunkel, das über dieser furchtbaren Krankheit liegt, tiefer einzudringen, so konnten doch eine Reihe von Feststellungen gemacht werden, die geeignet erscheinen, den Spielraum der ungesicherten Vermutungen einzuengen und als Ausgangspunkt für weitere Forschungen zu dienen. Auf gewisse Fragen der vergleichenden Psychiatrie näher einzugehen, denen unsere Untersuchungen ebenfalls galten, wird, wie ich hoffe, späterhin noch möglich sein. Für Ihre wirksame Förderung unserer Wissenschaft sagen wir Ihnen herzlichsten Dank!

Indessen, unsere Reise bedeutet ja nur einen winzigen Bruchteil dessen, was Sie seit einem Jahrzehnt für uns getan haben. Die Deutsche Forschungsanstalt für Psychiatrie verdankt Ihrer großzügigen Hilfsbereitschaft nicht nur ihre Entstehung, sondern in den Wirrnissen des wirtschaftlichen Zusammenbruches immer wieder auch ihre Erhaltung. Für diese Betätigung einer Lebenskunst, die höchste Befriedigung aus der Förderung aller Bestrebungen zum Heile der Menschheit schöpft, wollen wir Ihnen nicht mit Worten, sondern durch gemeinsame Arbeit im Dienste unserer Wissenschaft danken. Allein wir möchten dabei doch auch an irgendeinem Punkte den großen persönlichen Anteil zum Ausdrucke bringen, der Ihnen an dem Wirken der Forschungsanstalt zukommt. Darum bitten wir Sie, diese kleine Schrift, in der Professor Plaut die Ergebnisse unserer Reise zusammengestellt hat, als ein bescheidenes Zeichen der tiefen Dankbarkeit hinzunehmen, von der wir für Ihre nie versagende Opferwilligkeit erfüllt sind. Die Dienste, die Sie der deutschen Wissenschaft in schwerster Zeit geleistet haben, werden niemals vergessen werden!

München, 9. Mai 1926.                                        E. Kraepelin.

# Inhaltsverzeichnis.

# Reiseziel und Reiseweg.

Die nachfolgenden Ausführungen sind das Ergebnis einer Reise, die Kraepelin und Verfasser im Frühjahr 1925 unternommen haben. Die wissenschaftliche Aufgabe, die wir uns gestellt hatten, galt der Erforschung der Paralyse bei den Negern und Indianern, sowie vergleichend-psychiatrischen Untersuchungen im allgemeinen. Meist wurde eine Arbeitsteilung in der Weise getroffen, daß Kraepelin einen Überblick über die nichtsyphilitischen Krankheitsformen und deren Besonderheiten zu gewinnen suchte, während ich mein Augenmerk auf die Paralyse und die sonstigen syphilogenen Erkrankungen richtete. Diese Veröffentlichung wird sich auf die Paralyse- bzw. Syphilisfrage beschränken.

Für unsere Reise stand uns nur eine recht kurz bemessene Zeit zur Verfügung. Wir verließen Hamburg am 14. März 1925 und landeten wieder in Hamburg am 21. Juni 1925. Abzüglich der Zeit, die die beiden Überfahrten beanspruchten, verblieben uns somit nur 80 Tage. Wir waren uns von vornherein darüber im klaren, daß die Zeit nicht ausreichen würde, um auf Grund eigener Forschungen in die Tiefe der zahlreichen Probleme einzudringen. Vielmehr wußten wir, daß wir besten Falles da und dort durch Krankenuntersuchungen gewisse Eindrücke erhalten, an Ort und Stelle Erkundigungen einziehen, das etwa vorhandene zerstreute Material sammeln und sichten, Anregungen für weitere Arbeit finden und anderen übermitteln könnten. Krankenuntersuchungen kamen für uns naturgemäß nur bei internierten Anstaltskranken in Betracht. Wo Krankenuntersuchungen am besten vorzunehmen seien, darüber hatten wir uns schon vor der Ausreise unterrichtet, wobei wir in liebenswürdigster Weise durch unseren verehrten Freund, Herrn Dr. Smith Ely Jelliffe in New York unterstützt wurden. Untersuchungen haben wir dann an nordamerikanischen Negern im St. Elizabeth Hospital in Washington, an kubanischen Negern in der Anstalt Mazorra bei Habana vorgenommen. Untersuchungen an nordamerikanischen Indianern fanden im Asylum for the Insane Indians in Canton, South Dakota, an mexikanischen Indianern im Manicomio general in Mexico-City statt. Durch diese vier geographischen Punkte wurde unser Reiseweg im wesentlichen bestimmt, wobei jedoch einige Umwege und Exkursionen nicht unterbleiben konnten, da Besprechungen, Besichtigungen und Vorträge uns zum Besuch einer Anzahl mehr oder weniger vom direkten Reiseweg abliegender Orte zwangen. Auf der beigegebenen Karte findet sich unser Reiseweg eingetragen. Man wird unschwer erkennen, welch große Entfernungen zurückzulegen waren, wieviel Zeit die Reisen in Anspruch nahmen und der eigentlichen Arbeit entzogen.

Die erste Etappe nach einem kurzen Besuch in New York (mit Besichtigung des Rockefeller-Institutes) und Baltimore, wo wir die von Professor Adolf Meyer trefflich geleitete Henry Phipps Clinic kennenlernten, bildete Washington. Der Aufenthalt dort betrug 12 Tage. Der Leiter der obersten Gesundheitsbehörde,

des U. S. Public Health Service, Surgeon General Dr. Hugh S. Cuming lieh
uns in liebenswürdigster Weise seine Unterstützung und trug Sorge, daß unsere
Arbeiten jede nur erdenkliche Förderung erfuhren. Sein Mitarbeiter, Assistant
Surgeon General Dr. Mark. Y. White, der Leiter der Division of Venereal
Diseases, verschaffte uns wertvolle Informationen. Als besondere Freundlich-
keit empfanden wir es, daß uns eine vorzüglich deutsch sprechende, im Public
Health Service tätige Ärztin, Frau Dr. B. Bickel, zur Seite gegeben wurde.

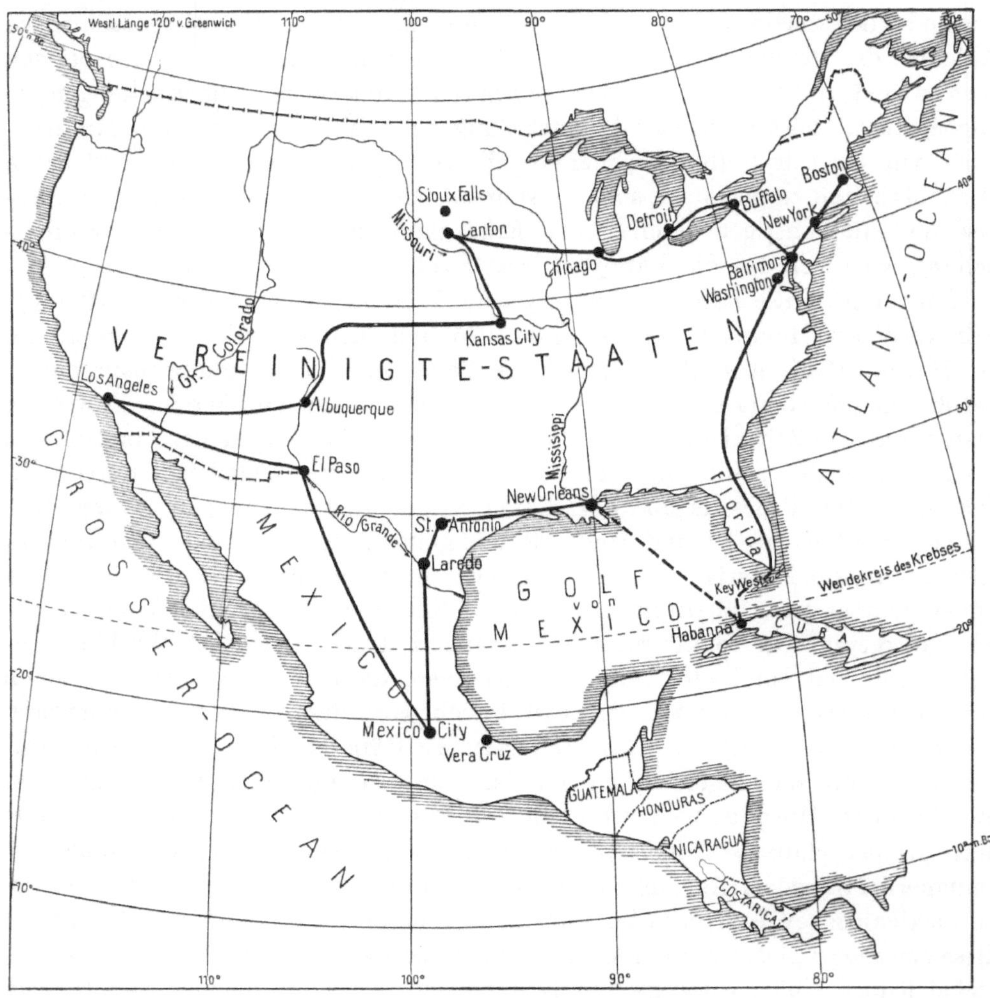


Abb. 1. Reiseweg.

Der unermüdlichen und unverdrossenen Mitarbeit von Frau Dr. Bickel schulden
wir aufrichtigen Dank. Die ersten 6 Tage in Washington wurden darauf ver-
wandt, die einschlägige Literatur durchzusehen, wozu uns die Surgeon Generals
Library die günstigsten Bedingungen bot. Hier fanden wir bei Lt. Colonel Dr.
Fielding H. Garrison, dem bekannten Forscher auf dem Gebiete der Geschichte der Medizin, alle erdenkliche Hilfe; Dr. Garrison beteiligte sich per-
sönlich an der Zusammenstellung der Literatur. Auch Dr. Newmann zeigte
sich uns bei der Literaturbeschaffung gefällig. Nur dadurch war es uns möglich,

daß wir in wenigen Tagen uns einen leidlichen Überblick über die medizinische Literatur hinsichtlich der Neger und der Indianer verschaffen konnten. Weitere 5 Tage wurden dann den Untersuchungen geisteskranker Neger im St. Elizabeth Hospital in Washington gewidmet. Wir wurden auf das liebenswürdigste durch den Direktor der Anstalt, Dr. William A. White aufgenommen, der uns nicht nur durch seine wissenschaftlichen Veröffentlichungen, sondern auch durch seine Mitarbeit an der Münchener Klinik bekannt war. Die Ärzte der Anstalt, insbesondere Dr. Eldrige, Dr. Hadley, Dr. Hubbard, Dr. Lind und Dr. Graven halfen uns bei der Arbeit und opferten uns ihre Zeit. Im Gallenger Hospital wohnten wir einer psychiatrischen Vorlesung von Dr. D. Percy Hickling bei. Unvergeßliche Abende verbrachten wir bei Frau Dr. Sofie A. Nordhoff-Jung, der Ehrenbürgerin der Universität München, und ihrer Schwester Mrs. H. V. Gargan, der gütigen Wohltäterin unserer Forschungsanstalt.

Von Washington führte der Weg nach Buffalo zur Besichtigung der Niagarafälle und von da nach Detroit, wo die Organisation der Fordwerke uns kennen zu lernen wichtig erschien; ein Ausflug in die nahegelegene Universität Ann Arbor wurde angeschlossen, um Professor Albert Barretts Psychiatrische Klinik und Professor Udo Wiles Dermatologische Klinik kennen zu lernen. Dann ging es nach Chicago. In Chicago zeigte man uns die psychiatrischen Institute, sowie andere Universitätsbauten. Die Deutsche medizinische Gesellschaft sowie die Chicago Neurological Society widmete uns Abende und wir dankten den Kollegen dadurch, daß wir ihnen von unseren wissenschaftlichen Arbeiten und Zielen erzählten. Von den vielen Kollegen, die uns in Chicago Freundliches erwiesen, seien hier nur Dr. Otto L. Schmidt, Prof. Dr. William F. Petersen, Dr. A. B. T. Heym, Dr. Sidney Kuh, Dr. W. I. Hickson und Frau Dr. Hickson genannt. Professor Petersen, der ja auch in Deutschland rühmlich bekannte Forscher, hat uns dadurch noch zu besonderem Dank verpflichtet, daß er Blutuntersuchungen bei Indianern für uns durchführen ließ.

Von Chicago aus ging es nach Canton, South Dakota, wo wir 4 Tage in dem gastlichen Heim des Leiters der Indianerirrenanstalt Dr. H. R. Hummer und seiner fürsorglichen Gattin verweilten. Leider erlaubte der Reiseplan nur diesen kurzen Aufenthalt, den wir, so gut es eben ging, auszunutzen suchten.

Der Weg führte nun nach Süden. Wir bewunderten das gewaltige Naturschauspiel des Cañon des Grand Colorado, machten einen kurzen Abstecher nach Südkalifornien, verbrachten in Los Angeles einen Abend in der Gesellschaft von Dr. Chas H. Browning und anderer Kollegen in dem mit erlesenem Geschmack und verschwenderischem Luxus ausgestatteten University-Club und traten dann die viertägige Fahrt über El Paso nach Mexico-City an. Durch einen bereits von Deutschland aus geführten Briefwechsel mit den in Mexico-City tätigen deutschen Ärzten, Sanitätsrat Dr. Pagenstecher und Dr. Hugo Röhr hatten wir wertvolle Informationen über die psychiatrischen Einrichtungen des Landes erhalten und daher wußten wir schon bei unserer Ankunft, daß die für unsere psychiatrischen Studien geeignete Anstalt die Irrenanstalt der Hauptstadt sein würde. Diese haben wir dann auch ausschließlich als Arbeitsstätte gewählt und 10 Tage lang, freundlichst unterstützt von dem Direktor Dr. Nicolas Martinez und seinen Ärzten, mexikanische Indianer untersucht. Besonders wichtig war es, daß einige der Ärzte englisch sprachen und uns als Dolmetscher

für das Verständnis der spanisch geschriebenen Krankengeschichten und für
die Exploration der Kranken, die spanisch geführt werden mußte, behilflich sein
konnten. Wohl am meisten Dank unter den vielen Kollegen, die uns in Mexiko
gefällig waren, schulden wir dem Schweizer Arzt, Herrn Dr. H. Mooser, Leiter
der Laboratorien am Amerikanischen Hospital. Von den vielen Diensten, die
er uns erwies, war die Übernahme der serologischen Untersuchungen für uns
von besonderem Werte. In freundlicher Erinnerung haben wir auch einen Abend,
den wir im „Deutschen Haus" bei dem Deutschen akademischen Verein verbrachten. Ein von dem Chef des Gesundheitswesens, Dr. Bernardo J. Gaste-
lum, veranstalteter Automobilausflug in Gesellschaft zahlreicher Ärzte und
unter sachverständiger Führung des Archäologen Professor Hermann Beyer
zu den Pyramiden von Teotihuacan ließ uns diese großartige aztekische Kult-
stätte sehen, und von Orizaba aus statteten wir dem tropischen Mexiko einen
flüchtigen Besuch ab.

Unsere Absicht, zu Schiff von Vera Cruz nach Cuba zu fahren, mußten wir
aufgeben, da die Abfahrtszeit der Dampfer sich nicht mit unserer Zeiteinteilung
vertrug, und so benutzten wir die Eisenbahn, diesmal die östliche Linie, über-
schritten die amerikanische Grenze in Laredo und gelangten dann über St. An-
tonio, Texas, nach New Orleans. Nach einem eintägigen Aufenthalt, bei dem
uns Dr. Henry Daspit, der Direktor des Psychiatrischen Hospitals, Gesellschaft leistete, fuhren wir auf einem Dampfer der United Fruit Company nach
Habana. Der auf nur 5 Tage bemessene Aufenthalt diente der Untersuchung
von Negern in der in der Nähe von Habana gelegenen großen Irrenanstalt Mazorra. Der Direktor der Anstalt, Dr. A. M. Rubio und seine Herren gingen
uns dabei hilfreich zur Hand. Als trefflicher Mentor stellte sich uns der deutsche
Kollege Dr. Conrad Wittkopp zur Verfügung, der uns auch Beziehungen zu
Dr. Bluhme und dessen serologischem Laboratorium vermittelte. Erfreulich
und nützlich war für uns auch der Verkehr mit dem Direktor der Dermatologischen Klinik, Professor Dr. Braulio Saenz.

Nach einer Dampferfahrt über Key West betraten wir abermals die Vereinigten Staaten und fuhren ohne Unterbrechung nach Washington durch. Der
Minister des Innern, Dr. Hubert Work und der Commissioner of Indian Affairs,
Mr. Chas. H. Burke, hatten die Güte, uns zu empfangen und uns zu versprechen,
durch eine Umfrage genauere Erkundigungen über die Syphilis und Paralyse bei
den Indianern einzuholen. Die Ergebnisse dieser Umfrage machte eine Anzahl
weiterer Ermittlungen nötig, und wir sind Mr. Burke aufrichtig dankbar für die
Bereitwilligkeit, mit der er auf alle unsere Wünsche eingegangen ist.

Nun folgten wir noch einer Einladung der Regierung des Staates Massachusetts
nach Boston. Da das Thermometer 40° Celsius zeigte, beschränkten wir uns auf
die Besichtigung der schönen, unter Leitung von Professor C. Macfie Campbell
stehenden psychiatrischen Klinik. Dr. G. M. Kline, der psychiatrische Referent
der Regierung, und Dr. J. V. May vom Boston State Hospital waren gastlich
um uns bemüht und zeigten uns die reizvolle Umgebung der Stadt. Ein Abend
vereinigte uns mit etwa 100 Kollegen der neurologisch-psychiatrischen Gesellschaft.

Während der wenigen Tage, die uns in New York vor der Abreise noch blieben, fanden wir Gelegenheit zu Besprechungen mit Herren der Rockefeller Foun-

dation. Dr. F. E. Williams und Mr. C. F. Beers führten uns in die Organisation des National Comittee for Mental Hygiene ein. Wards Island, die große, 7000 Kranke fassende Irrenanstalt, wurde besucht, wo uns Dr. George H. Kirby eingehend seine Laboratorien zeigte. Am Morgen des 11. Juni verließen wir mit der „Albert Ballin" der Hapag das gastliche Amerika.

Das Auswärtige Amt hatte unseren Besuch der Botschaft in Washington und den Gesandtschaften in Mexiko und Habana angekündigt und dadurch waren schon vor unserer Ankunft nützliche Vorbereitungen getroffen worden. Dankbar erinnern wir uns der freundlichen Aufnahme durch den deutschen Botschafter Freiherrn v. Maltzan, und an Mexiko werden wir niemals denken können, ohne daß das Bild des schönen deutschen Gesandtschaftsgebäudes vor uns auftaucht, in dem der Gesandte Dr. Will und seine Gattin uns soviel Güte erwiesen haben.

# A. Die Neger in den Vereinigten Staaten von Nordamerika.

## I. Allgemeines über die nordamerikanischen Neger und ihre Gesundheitsverhältnisse.

Nach der Volkszählung von 1920 machten die Neger mit 10 463 131 Köpfen etwa 10 vH (9,9 vH) der Gesamtbevölkerung der Vereinigten Staaten aus.

Die heute in den U. S. A. lebenden Neger sind größtenteils, wenn auch nicht ausschließlich, Abkömmlinge von nordamerikanischen Negersklaven. Nach Du Bois kamen sehr bald nach der Entdeckung Amerikas durch Kolumbus Neger in die neue Welt und ihre Zahl betrug im Jahre 1528 bereits 10 000. 1517 hatte Karl V. schon flämischen Schiffern das Privileg erteilt, 4000 afrikanische Neger in Amerika einzuführen, und in der Folge haben neben Spaniern und Portugiesen alle in Amerika kolonial interessierten europäischen Mächte den Sklavenhandel geduldet. Der Import von Negersklaven nach Nordamerika setzte 1619 ein und nahm bald großen Umfang an. Die Neger wurden in den Südstaaten angesiedelt und bildeten dort den Hauptteil der landwirtschaftlichen Arbeiter und Hausangestellten. 1680—1688 wurden 46 396 Neger gelandet. Die Zahl nahm immer mehr zu. Der Bestand an Negersklaven betrug 1714: 59 000, 1727: 78 000, 1754: 299 300, 1790: 697 897. Vor dem Bürgerkrieg wurden jährlich 40—100 000 Negersklaven ins Land gebracht. Byers berechnet die Gesamtzahl der eingeführten Neger auf 14 Millionen. Nach Du Bois gab es jedoch schon vor der Emanzipation eine nicht unerhebliche Zahl freier Neger in den Vereinigten Staaten. (1860 waren es 488 000.) Weiterhin ist zu beachten, daß auch nach der Befreiung Jahr für Jahr eine beträchtliche Einwanderung von Negern aus dem Süden, besonders von den westindischen Inseln nach Nordamerika stattfand. 1807 verboten die Nordamerikanischen Staaten die weitere Einfuhr von Negersklaven. Im Jahre 1860, kurz vor Ausbruch des Bürgerkrieges, den die Nordstaaten gegen die Südstaaten zum Zwecke der Aufhebung der Negersklaverei führten und der nach dem Sieg der Nordstaaten im Jahre 1864 den Negern die Freiheit brachte, betrug die Zahl der Negersklaven in den Südstaaten 3 838 765.

So sehr vom Standpunkte der Humanität die Befreiung der Neger zu begrüßen war, herrschte bald nur eine Meinung darüber, daß die Plötzlichkeit der Emanzipation, das Fehlen aller Vorbereitungen, die gesamte Taktik der Durchführung ein Unglück für die Neger wurde. Die Neger waren für die Freiheit nicht erzogen; sie waren fast sämtlich Analphabeten und dazu völlig ohne Willensschulung, die ihnen die Möglichkeit hätte geben können, sich selbständig im Lebenskampf zu behaupten. Diese 4 Millionen Menschen sahen sich plötzlich hilflos ohne Subsistenzmittel allen Unbilden einer ihnen feindlich gegenüberstehenden Welt ausgesetzt. Als Sklaven lebten die Neger, wie Murrell ausführt, in gut ventilierten Räumen, waren warm gekleidet und gut ernährt. Der Besitzer sorgte dafür, daß der Negersklave seinen Körper nicht abnutzte, sondern erhielt. Bei Krankheiten behandelte ihn der Arzt seines Herrn. Solange die Neger Sklaven waren, stellten sie einen wertvollen Besitz dar, und ihre Herren sorgten für sie wie für gute Pferde (Hazen). Die Neger gerieten nun in das größte Elend, aus dem sie sich zum großen Teil auch jetzt noch nicht herausgearbeitet haben. Sie hausten dürftig gekleidet, eng zusammen oft vier bis sechs Menschen in einem Raum, in verfallenen, fensterlosen Häusern, die von Schmutz starrten, meist in Gegenden, die durch stinkende Abwässer und Ungeziefer hygienisch besonders gefährdet waren (Conrad). Alkohol und auch Kokain förderten die Verelendung. Obwohl in hygienischer, wirtschaftlicher, kultureller und sittlicher Beziehung in den 60 Jahren, die seit der Emanzipation verstrichen sind, vieles geschah, um das Los der Neger zu verbessern, obwohl es Negerschulen und Negeruniversitäten gibt, zahlreiche hochgebildete und vermögende Neger in den U. S. A. wohnen, die Neger im Abgeordnetenhaus und im Senat ihre Vertreter sitzen haben, gehört die große Masse noch immer dem niedersten Proletariat an. Die Zahl der Analphabeten beträgt 30,4 vH (Graves 1916). In den letzten Jahrzehnten hat eine dauernde Einwanderung der Neger aus den eigentlichen Negerstaaten des Südens nach den Großstädten des mittleren und nördlichen Ostens stattgefunden; im letzten Dezennium sind 400 000 Neger vom Süden nach dem Norden gezogen (Jones 1923). Um ein Beispiel zu geben: in Detroit 1900: 4111, 1925: 60 000 Neger („the Crisis"). Das ländliche Proletariat wandelt sich somit fortschreitend zum großstädtischen Proletariat um, und die hygienischen Bedingungen ändern sich dementsprechend. Nach der Volkszählung von 1920 waren die Neger jedoch noch immer besonders zahlreich in den South Atlantic-, East South Central- und West South Central-Staaten. Hier machen sie mit einer Gesamtzahl von annähernd 9 Millionen ($^9/_{10}$ aller nordamerikanischen Neger) etwa 27 vH der Bevölkerung der betreffenden Staatengruppe aus; in South Carolina und Mississippi bildeten sie sogar mehr als die Hälfte der Bevölkerung. In allen anderen Staatengruppen waren weniger als 3 vH der Einwohner Neger (Pollock).

Die Neger werden als erregbar, gewalttätig, eifersüchtig, abergläubisch, haltlos, vergnügungssüchtig geschildert. Es wird gesagt, sie hätten keinen Sinn für Sittenreinheit und Wahrhaftigkeit, sie fühlten sich nur schuldig, wenn man sie erwischt habe; sie seien das einzige Volk ohne Rassenstolz. Besonders auffällig ist nach Green die Neigung der Neger zu mystischen Vorstellungen: „Gegenüber seinen eigenen Leuten ist der Neger argwöhnisch, scheut aber nicht davor zurück, sich lächerlich oder verächtlich zu machen, sondern fürchtet sich nur davor, daß ihm Schaden zugefügt wird. Er glaubt, daß Unglück und Krankheit durch Zauberei gemacht werden. Der Neger, wenigstens der ungebildete, wächst in einer Atmosphäre von Angst auf. Er ist abergläubisch, glaubt an Gespenster, Hexen, Zauberei und Gift. Er macht allerlei Versuche, Unglück abzuwehren. Von der Wiege an lebt der Neger in der Furcht vor dem Übernatürlichen. Mit Hexen und Gespenstern wird ihm gedroht, und er hört immer von diesen Dingen die Erwachsenen sprechen. Auch in der Liebe spielt die Zauberei eine große Rolle."
Der gleiche Autor äußert sich über die Ethik der Neger wie folgt: „In reli-

giöser Beziehung ist der Neger sehr oberflächlich, und obwohl er ein eifriger Kirchengänger ist und durch religiöse Veranstaltungen in die stärkste religiöse Erregung versetzt werden kann, ist er von dem sittlichen Gehalt der Religion unberührt und gibt sich allen moralischen Lastern hin, während er die tiefste Frömmigkeit an den Tag legt. Gewissen und Verantwortlichkeitsgefühl macht ihm kein Kopfzerbrechen und für Dankbarkeit fehlt ihm das Organ. Selbstkritik geht ihm völlig ab, seinen starken sexuellen Bedürfnissen gibt er bei jeder Gelegenheit nach, geht dabei ganz ohne Überlegung vor, ist stolz auf seine Exzesse und macht sich über deren Folgen keine Gedanken."

Das Lernen falle den Negern leicht, aber sie wüßten im allgemeinen nichts damit anzufangen. Dem Alkoholismus seien sie zugeneigt und in einem hohen Prozentsatz kriminell.

Inwieweit solche Angaben in ihrer Verallgemeinerung berechtigt sind, entzieht sich ebenso meiner Beurteilung wie die Frage, in welchem Verhältnis Rasseneigentümlichkeit und Umwelteinfluß für das anscheinend wenig erfreuliche Resultat verantwortlich zu machen sind. Einzelne Autoren bestreiten die sittliche Minderwertigkeit der Neger als Rasseneigenschaft. So sagt Clairborne, vor der Emanzipation seien die Neger treue und anhängliche Menschen gewesen und hätten keine Neigung zum Verbrechen gezeigt.

Die *Vermischung* von Negerblut mit Blut der weißen Rasse (übrigens auch mit Indianerblut) hat sehr früh eingesetzt, da die Negersklavinnen vom Beginn der Sklaverei an von den Sklavenhaltern und ihren weißen Angestellten geschlechtlich benutzt wurden und zahlreiche Kinder aus diesen mehr oder weniger flüchtigen Verbindungen entsprossen sind. Auch geschlechtlicher Verkehr zwischen Negern und weißen Frauen war nicht so ganz selten. Bezeichnend für die Verhältnisse, die vor der Emanzipation auf diesem Gebiete herrschten, ist die Äußerung eines hohen Beamten aus den Südstaaten, die Du Bois wiedergibt: „Was die Blutvermischung betrifft, so verkehrte ich bei sogenannten achtbaren Familien, wo ich die Familienähnlichkeit bei den Sklaven, die bei Tisch servierten, feststellen konnte. Einmal mietete ich einen Sklaven, der seinem eigenen Onkel gehörte. Es ist so üblich, daß Sklavinnen weiße Kinder haben, daß niemand mehr ein Wort darüber verliert." Seit der Negerbefreiung hat die Vermischung weitere große Fortschritte gemacht, da der Ehrgeiz der Neger und Negerinnen dahin geht, Nachkommen zu erhalten, die den Negertypus in möglichst abgeschwächter Form darbieten. Geht man in einer Stadt mit größerer Negerbevölkerung, z. B. in Washington durch die Straßen, so begegnet man allen Abstufungen von anscheinend reinblütigen Negertypen bis zu solchen, die nur mehr eine kaum merkliche Andeutung ihrer Negerabstammung erkennen lassen. Es ist nun so, wie uns immer wieder versichert wurde, daß der Augenschein trügt, und daß äußerlich als reine und ursprüngliche Typen wirkende Neger nicht reinblütig zu sein brauchen und es auch meist wirklich nicht sind. Den Ausspruch: „es gibt überhaupt keine reinblütigen Neger mehr in den Vereinigten Staaten" hörten wir von den verschiedensten Seiten. Das Krankenmaterial, mit dem man es zu tun hat, ist natürlich in gleicher Weise vermischt und das muß man sich vor Augen halten, wenn man Fragen der Pathologie mit Rasseneigentümlichkeiten in Verbindung bringen will.

Die ungünstigen *hygienischen Verhältnisse,* in die die Neger nach der Emanzipation gerieten, verursachten ein gewaltiges Steigen der Sterblichkeitsziffer. Während der Sklaverei lagen die Todesraten bei den Negern günstiger als bei den Weißen. Jones bringt einige Zahlen: Mobile, Alabama 1843—1846 W. 45,8/1000, N. 23,1/1000; 1852—1855 W. 54,4/1000, N. 37,7/1000; Charleston, South Carolina 1822—1830 W. 32,7/1000, N. 28,2/1000; 1831—1840 W. 25,24/1000, N. 25,02/1000. Nach Dowling änderte sich das Verhältnis sehr bald: 1875—1879 starben von 1000 Weißen 19,35, von 1000 Negern 39,76. Im Jahre 1900 war nach der offiziellen Mortalitätsstatistik das Verhältnis der Sterblichkeitsziffern von W. zu N. wie 17,3 : 30,2. Die Sterblichkeit bei den Negern unter 25 Jahren war doppelt so groß, für das Lebensalter zwischen 25—44 Jahre nahezu doppelt so groß als bei den Weißen. Die mittlere Lebensdauer in Washington errechnete Dowling 1913 für Neger mit 34 J. 9 M. 13 T., für Weiße mit 47 J. 9 M. 9 T. In neuerer Zeit ist mancherorts eine Abnahme der Sterblichkeit der Neger eingetreten. Die Todesraten der Neger in New York waren 1890: 37,5, 1910: 25,0, 1921: 17,9 auf 1000 (Jones). Nach der offiziellen Mortalitätsstatistik für 1921 war das Verhältnis der Todesfälle bei Weißen und Negern in New Orleans 14,3 : 26,7, in Norfolk 11,3 : 20,3, in Richmont 12,7 : 22,3 und in Washington 11,9 : 21,2. Die Gesundheitsverhältnisse der Neger scheinen also in New York besonders günstig zu liegen. Im großen ganzen überwiegt die Mortalität der Neger auch jetzt noch erheblich die der Weißen. In den ländlichen Bezirken der eigentlichen Negerstaaten ist die Mortalität der Neger wesentlich geringer als in den Städten des Südens. (1921 Mississippi: Land 13,9, Stadt 34,1; Louisiana 12,2 bzw. 27,0, North Carolina 14,8 bzw. 23,5 auf 1000.) Nach Jones lag 1923 die Mortalität der Neger noch 50—75 vH höher als bei den Weißen. Soweit eine Besserung erzielt worden sei, sei sie vorwiegend durch Abnahme der Kindersterblichkeit bedingt sowie durch hygienische Maßnahmen aller Art, die besonders auch eine Abnahme der Malaria und anderer Infektionskrankheiten herbeigeführt hätten.

Es sind die typischen Erkrankungen des Proletariats, die bei den Negern die großen Menschenopfer fordern. Terry meint, 40 vH der Negertodesfälle seien vermeidbar. An der Spitze der Todesursachen steht die Tuberkulose, die dreimal soviel Neger als Weiße dahinrafft. 1921 starben, berechnet auf 100 000 der Bevölkerung, an Tuberkulose: Weiße 82,3, Neger 242,5. Im Vergleich zu der weißen Bevölkerung wurde weiterhin eine besondere Häufung von Todesfällen bei den Negern festgestellt für Typhus (1921 W.: N. wie 7,7 : 22,4), Keuchhusten (1921 W.: N. wie 8,7 : 22,1) und Nephritis (1921 W.: N. wie 74,6 : 130,9). Auch Influenza, Pneumonie und organische Herzleiden führen bei Negern häufig zum Tode.

Es wird bestritten, daß eine in der Konstitution der Neger liegende Anfälligkeit für die genannten Krankheiten, insbesondere für Tuberkulose vorliege. Vor der Emanzipation, d. h. vor der Verelendung soll die Phthise bei den Negern sogar fast unbekannt gewesen sein (Allen, Taylor, Byers).

Auf der anderen Seite wird jedoch behauptet, daß gewissen Infektionskrankheiten gegenüber die Neger eine größere Widerstandsfähigkeit zeigen, und es wird sogar von Immunität oder wenigstens partieller Immunität gesprochen. Ich möchte kurz darauf eingehen, da bekanntlich von einer Anzahl von Infektionskrankheiten gemutmaßt wird, sie könnten bei Syphilitikern die Gefahr, an Paralyse zu erkranken, verringern. Übereinstimmend wird den Negern eine fast völlige Immunität gegen Erkrankung an Gelbfieber zugestanden (Nott, Folkes, Clairborne, Deaderick, Clark, Sykes). Hinsichtlich der Malaria sind die Ansichten geteilt. Schon in einer Veröffentlichung, die vor der Emanzipation der Neger erschien (Nott 1858), wird bestritten, daß eine Immunität der Neger gegen Malaria bestehe. In vielen Pflanzungen, heißt es dort, leiden Neger der zweiten und dritten Generation an Malaria. Herrick will nicht gelten lassen, daß die Neger weniger anfällig für Malaria seien. In gewissen Gegenden erkranken fraglos die Neger seltener an Malaria, und wo sie erkranken, sind die Erscheinungen im allgemeinen mild; perniziöse Fälle sind selten; auch Milzschwellung, Erbrechen, schwere Hämoglobinveränderungen werden weniger häufig beobachtet. Da dies gerade in solchen Gegenden der Fall ist, die von Malaria besonders durchseucht sind — nach Clark findet man bisweilen dann viermal so oft Malaria bei den Weißen als bei den Negern — trifft wohl Deaderick das Richtige, wenn er sagt: Soweit eine Immunität der Neger gegen Malaria besteht, ist sie nicht angeboren und auf die Rasse zurückzuführen, sondern erworben, durch frühe Infektion im Kindesalter bedingt. Hinsichtlich der Pockenhäufigkeit und der Pockenmortalität scheinen, soweit Unterschiede zwischen Weißen und Negern überhaupt sich ergeben haben, dieselben durch eine nicht einheitliche Handhabung der Schutzimpfung veranlaßt zu sein. Zwei Infektionskrankheiten sind jedoch bei den Negern seltener als bei den Weißen, und das sind Scharlach und Diphtherie. Allen schreibt, bei den Negern seien Todesfälle infolge von Scharlach achtmal so selten als bei Weißen. Nach Terry (1914) kamen auf 100 000 der Bevölkerung Todesfälle an Scharlach in den Nord-, Ost-, Weststaaten: bei Weißen 10,3, bei Negern 3,8; in den Südstaaten: bei Weißen 3,9, bei Negern 0,7. Die Mortalitätsstatistik für 1921 gibt für Weiße 6,1, für Neger 1,1 Todesfälle an Scharlach an (auf 100 000 der Bevölkerung). Weniger erheblich, aber auch recht eindeutig ist die geringe Anfälligkeit der Neger für Diphtherie. 1921 starben von 100 000 an Diphtherie bei Weißen 19,6, bei Negern 10,4; 1920 bei Weißen 16,9, bei Negern 8,7. Hinsichtlich Masern ist bald ein Geringes mehr, bald ein Geringes weniger festgestellt worden. Zusammenfassend ist zu sagen, daß die Mehrzahl der akuten Infektionskrankheiten bei den Negern sich nicht häufiger, einige sogar seltener als bei den Weißen finden. Nur von Tuberkulose und Typhus und wohl auch von Pneumonie werden die Neger in stärkerem Maße heimgesucht.

## II. Die Syphilis der nordamerikanischen Neger.

### 1. Zur Kritik der Syphilis-Statistik.

Will man zu einigermaßen zuverlässigen Vorstellungen über die Häufigkeit der Syphilis bei einem Volke gelangen, so wird man die jeweils vorliegenden Angaben im einzelnen auf ihre Tragfähigkeit untersuchen und die Ergebnisse derjenigen Untersuchungen der Beurteilung zugrunde legen müssen, die unter den günstigsten Bedingungen angestellt worden sind. Welche Ansprüche hat man an eine allen Anforderungen genügende Bestandaufnahme von Syphilitikern zu stellen? Die Meldepflicht der Syphilis — sie ist in den U.S.A. nicht eingeführt — gibt nur Auskunft über die Fälle, die in ärztliche Behandlung gelangen,

und das sind in erster Linie manifeste Formen und unter diesen vor allem Frühformen; die Masse der latenten Syphilitiker bleibt naturgemäß großenteils unberücksichtigt. Die Ziffern der Inanspruchnahme der Hautkliniken und Polikliniken geben aus dem gleichen Grunde nur ein Teilbild. Die Mortalitätsstatistiken über Syphilis sind geradezu irreführend, da die Bezeichnung der Todesursache bei einem Syphilitiker gänzlich in das Belieben des Arztes gestellt ist,
nachdem ja nur eine kleine Zahl der Syphilitiker offenkundig und ausschließlich
an einem syphilitischen Prozeß zugrunde geht; selbst wenn dies der Fall ist, es
sich aber um ein internes syphilitisches Leiden handelt, etwa um eine syphilitische Aortitis, so wird ein Teil der Ärzte Syphilis als Todesursache, ein anderer
und wohl der größere Teil Herzleiden als Todesursache anführen; die gleiche
Diskrepanz wird bei Lebersyphilis, bei Nierensyphilis usf. sich finden müssen.
Vielfach wird ja eine interkurrente, den Tod bringende akute Erkrankung bei
einem Syphilitiker, und nur diese, als Todesursache aufgeführt werden, so wenn
etwa ein Tabiker einer Pneumonie erliegt. Moralitätsstatistiken werden also notwendigerweise Verwirrung in die Syphilisstatistik bringen. Amtliche Morbiditätsstatistiken, die sich auf den Diagnosen der großen allgemeinen Krankenhäuser
und Polikliniken aufbauen, pflegen hinsichtlich der Ermittlung der Syphilisquote
ein recht ungleichwertiges Material zu vereinigen und vermögen daher vielfach
von der wirklichen syphilitischen Durchseuchung der stationären und ambulanten
Kranken nichts Eindeutiges und Zuverlässiges auszusagen.

Es liegt auf der Hand, daß eine Krankenhausstatistik nur dann ein den tatsächlichen Verhältnissen sich wirklich annäherndes Bild der Syphilishäufigkeit
zu geben vermag, wenn sie alle Mittel erschöpft, die uns für die Syphilisdiagnose zur Verfügung stehen. Die erste Voraussetzung für eine optimale Syphilisermittlung ist die lückenlose serologische Untersuchung sämtlicher Zugänge.
Erfolgt die Blutuntersuchung, wie es zur Zeit noch vielerorts üblich ist, nicht
ausnahmslos, sondern nur dann, wenn ein Verdacht auf Syphilis vorliegt, so resultieren Auslesestatistiken, die je nach Handhabung den wahren Wert überschreiten oder hinter ihm zurückbleiben können. Es darf somit bei den Blutuntersuchungen keinerlei Auswahl der Fälle unter klinischen Gesichtspunkten erfolgen.
Wir wissen ja nun alle, daß es damit allein nicht sein Bewenden haben darf, da
wohl der positive Blutbefund, cum granu salis, Syphilis anzunehmen gestattet,
der negative Blutbefund jedoch nichts darüber besagt, ob nicht doch einmal
eine syphilitische Injektion stattgefunden hat und nun ausgeheilt ist oder noch
im Körper nistet. Die Ergänzung der Blutdiagnostik durch die Liquordiagnostik
gestattet, einen Teil der blutnegativen Syphilitiker als noch aktiv syphilitisch
herauszufinden. Nicht zu entbehren ist neben der serologischen die sorgfältige
klinische Aufklärungsarbeit. Das serologisch durchuntersuchte Material muß
anamnestisch geprüft und mif allen Hilfsmitteln der klinischen Diagnostik auf
Zeichen früherer oder noch bestehender Syphilis erforscht werden. Nur bei einem
solchen Vorgehen wird man die Syphilisrate annähernd richtig bestimmen können.
Die einzelnen Spezialkliniken werden natürlich verschieden hohe Ziffern liefern,
da in ihnen die syphilitischen Erkrankungen mit verschiedener Häufigkeit vertreten sind, so wird z. B. eine chirurgische Klinik wegen syphilitischer Leiden
viel weniger aufgesucht werden als eine innere oder Nervenklinik, eine Irrenanstalt oder gar eine dermatologische Klinik. Der Wert, den solche Kranken-

hausstatistiken für die Beurteilung der syphilitischen Durchseuchung der Gesamtbevölkerung haben, ist naturgemäß ein bedingter, und je mehr eine Klinik eben
wegen syphilitischer Erkrankungen aufgesucht wird, desto mehr wird wegen
dieser Auslese ein Vergleich mit dem Vorkommen der Syphilis bei der freilebenden
Bevölkerung erschwert. Dazu kommt, daß auch nach Alter und sozialer Schich-
tung das Klinikmaterial mehr oder weniger eine Auslese darstellt.

Bei Ermittlungen in Irrenanstalten ist noch weiterhin zu berücksichtigen, daß
man sehr verschiedene Werte erhält, je nachdem man die Insassen, die zu einem
bestimmten Zeitpunkt in einer Anstalt verpflegt werden, oder die während einer
bestimmten Zeitspanne zugehenden Aufnahmen als Untersuchungsmaterial wählt;
wählt man den letztgenannten Modus, so darf man nicht außer acht lassen, daß
es auch quoad Syphilis etwas Verschiedenes bedeutet, ob man alle Aufnahmen
oder nur die Erstaufnahmen berücksichtigt. Bei den Aufnahmen in die Irrenanstalt spielen die Paralytiker eine große Rolle und daher wird der Syphilisanteil
hoch ausfallen, wenn sich die Statistik auf die Zugänge bezieht, und der Syphilisanteil wird besonders hoch ausfallen, wenn man nur die Erstaufnahmen verwertet. Da die Paralytiker durchschnittlich etwa 2 Jahre nach der Aufnahme
sterben, werden die Syphilitiker bei den Anstaltsinsassen sehr viel spärlicher sein
als bei den Zugängen, und um so spärlicher werden, je abgelagerter das Krankenmaterial in einer Irrenanstalt ist.

Immerhin geben die Ermittlungen über die Häufigkeit der Syphilis in Kliniken
und Krankenhäusern, Polikliniken und Irrenanstalten wichtige Anhaltspunkte
für die Häufigkeit der Syphilis der Bevölkerungsgruppe, der diese Einrichtungen
jeweils dienen, denn der größere Teil der Kranken sucht nicht wegen Syphilis
die Heilstätten auf. Es ist nun naheliegend, als Vergleich für die Häufigkeit der
Syphilis außerhalb der ärztlichen Institute die Krankenhauspatienten nach Abzug
derjenigen Kranken zu verwerten, bei denen die Syphilis Anlaß zur Aufnahme
gab. Jedoch auch eine solche statistische Maßnahme hat ihre Bedenken. Bringt
man z. B. in einer internen Klinik Kranke mit Tabes, Hirnlues, Aneurysma und
sonstiger visceraler Lues in Abzug und will aus dem Rest auf die durch schnitt-
liche Syphilishäufigkeit im allgemeinen Schlüsse ziehen, so läßt man außer acht,
daß auch außerhalb der Krankenhäuser es genug Menschen mit den genannten
Leiden gibt. Man wird auf diese Weise die Syphilisrate bei der Gesamtbevölkerung zu niedrig werten, wie man sie bei restloser Erfassung des ganzen Kranken-
bestandes in der Regel zu hoch einschätzen wird. Es empfiehlt sich also Vorsicht
bei der Verallgemeinerung der Syphiliserhebungen in Krankenanstalten, man
wird solche aber doch in größtem Umfange durchführen lassen müssen, da man
ja im allgemeinen für Massenuntersuchungen auf sie angewiesen ist.

Ein eindeutigeres Bild gibt freilich die Durchuntersuchung von Menschen, die
außerhalb der ärztlichen Behandlung stehen, also der Masse mit ihren durch-
schnittlichen Gesundheitsverhältnissen angehören. Eine spärliche Anzahl von
Untersuchungen liegt bereits vor, so bei Heeresangehörigen, bei bestimmten
Berufsgruppen, bei Wöchnerinnen, bei Prostituierten, bei Kriminellen. Dabei
muß berücksichtigt werden, daß jede Gruppe nach Geschlecht, Alter, Stand,
Beruf, nach der Gesamtheit ihrer sozialen und damit sanitären Bedingungen,
nach ihrer örtlichen Herkunft, Stadt oder Land, verschiedene Syphilishäufigkeit
aufzeigen wird. Man wird also nur durch Zusammenlegen großer und verschieden-

artiger Untersuchungsreihen zu allgemeinen Gesetzmäßigkeiten gelangen. Bei
solchen Massenuntersuchungen sozusagen gesunder Bevölkerungsgruppen hat
man sich vielfach auf die Blutuntersuchung beschränken müssen. Darin liegt
wiederum ein Nachteil gegenüber dem Ermittlungsapparat für die Syphilis, den
die Krankenhäuser, abgesehen von der Serodiagnostik, in Anwendung bringen
können.

So hat jedes der beiden Verfahren, die Erhebungen innerhalb und die Erhebungen außerhalb der Krankenanstalten, seine Vorteile und seine Nachteile.
Man muß sie kennen und unter kritischer Verwertung aller Erhebungen ver-
suchen, den wirklichen Verhältnissen soweit möglich sich anzunähern.

### 2. Das Vorkommen der Negersyphilis in der Vergangenheit.

Wie das Alter der Syphilis überhaupt in Dunkel gehüllt ist, so fehlt es auch
an zuverlässigen Feststellungen über das Alter der Syphilis bei den Negern. Bei
Thompson und Kingery fand ich die Notiz, die Syphilis sei 1520 durch Weiße
in Nordafrika eingeschleppt worden und 1540 habe Antonius Gallus schon
über Syphilis in Nordafrika berichtet. Als im Jahre 1619 die Sklavenverladungen
nach Nordamerika begannen, dürften wohl auch bald syphilitische Neger eingeführt worden sein, so daß, wie die genannten Autoren annehmen, zum Teil
die Syphilis in den Vereinigten Staaten von afrikanischen Negern herstamme,
und daß bei ihnen schon in der frühesten Zeit der Sklaverei Syphilis vorgekommen
sei. Jones behauptet allerdings, die frisch importierten Neger seien frei von
Geschlechtskrankheiten gewesen und hätten die Infektionen erst durch den Verkehr mit den Weißen bekommen. Allen sagt, die Neger seien während der
Sklaverei praktisch frei von Syphilis gewesen. Jedenfalls scheinen Geschlechtskrankheiten und vor allem scheint die Syphilis zur Zeit der Sklaverei bei den
Negern nicht sehr verbreitet gewesen zu sein. Die sozialen Verhältnisse während
der Sklaverei schützten die Neger vor der Infektion (Thompson und Kingery).
Wenn Neger sich syphilitisch infizierten, wurden sie sofort sorgfältig behandelt
und die Ansteckungsquelle wurde aufgesucht (Powell).

Sobald der Schutz fortfiel, nahmen die Geschlechtskrankheiten sehr schnell
bei den Negern überhand, wobei frühzeitiger Geschlechtsverkehr, lebhafte Libido,
Alkohol, Wohnungselend, Prostitution, die ganze soziale Misere zusammenhalfen.
Die infolge Unwissenheit und Armut bedingte Vernachlässigung der Behandlung
trug das Ihrige zur Verbreitung der Krankheit bei. Schon 1874 waren beim Mili-
tär die Geschlechtskrankheiten bei den Negern annähernd doppelt so häufig wie
bei den Weißen. Während der Jahre 1881—1885 litten unter den Kranken des
U.S.Marinehospitals Memphis, Tenn. — wie Armstrong berichtet — an Syphilis von Weißen 9 vH, von Negern 15 vH; bei den Patienten der Poliklinik fand
sich Syphilis bei Weißen in 9,2 vH, bei Negern in 16,4 vH der Fälle. Auffallend
ist die Häufigkeit des Geschlechtsverkehrs im Kindesalter. Murrell bezeichnet
als durchschnittliches Deflorationsalter das 15. Jahr; er hat nie eine Negervirgo
jenseits des 18. Lebensjahres gesehen. Quillian will sogar während einer 16jäh-
rigen Tätigkeit im Süden nie eine Negervirgo gefunden haben, die älter als 14 Jahre
war. Vedder fand Ulcus durum bei einem 12jährigen und Condylomata lata
bei einem 14jährigen Negermädchen. Hazen sah fünf Fälle von Syphilis bei
Negerkindern zwischen 12 und 15 Jahren; ein Vierzehnjähriger erzählte ihm,

drei Knaben und zwei Mädchen hätten einen „social club" gegründet und fast jede Nacht geschlechtlich miteinander verkehrt. Vergegenwärtigt man sich, daß die Negermädchen bald nach der Emanzipation in Scharen der Prostitution anheimfielen, so wird man das schnelle Anwachsen der Syphilis und der übrigen Geschlechtskrankheiten als notwendige Folge dieser Mißstände ansehen müssen. In welchem Tempo sich die Durchseuchung mit Syphilis im allgemeinen vollzog und inwieweit Verschiedenheiten in den einzelnen Landesteilen in dieser Hinsicht bestanden, läßt sich nicht beurteilen. Es fehlen hierfür zuverlässige Erhebungen.

Wir wollen nun untersuchen, in welchem Grade gegenwärtig die nordamerikanische Negerbevölkerung von Syphilis befallen ist.

### 3. Das Vorkommen der Negersyphilis in der Gegenwart.

Es ist zu prüfen, inwieweit die Meinung von der großen Häufigkeit der Syphilis bei den Negern, die sich eindrucksmäßig oder nach rein klinischen Untersuchungen gebildet hatte, durch neuere mit Hilfe der Serodiagnostik erhaltene Ergebnisse Bestätigung fand. Aus den U.S.A. liegt glücklicherweise eine Anzahl von serologischen Untersuchungsreihen aus der gesunden Bevölkerung und aus Krankenhäusern und Anstalten vor. Und wenn auch die Gesamtheit der Untersuchungen, da nur hier und da Prüfungen vorgenommen wurden, nicht ein Urteil über die Syphilishäufigkeit in allen Teilen des Landes und in allen Bevölkerungsschichten erlauben, so ist doch in den U.S.A. in dieser Richtung mehr geschehen, als in irgendeinem anderen Lande. Vedder hat in seinem 1918 erschienenen Buche „Syphilis and Public Health" eine Zusammenstellung der bis dahin gemachten Erhebungen gegeben. Ich habe aus dieser Zusammenstellung einige die Neger betreffende, mir besonders beweiskräftig erscheinende Daten ausgewählt und sie durch Ermittlungen ergänzt, die nach dem Erscheinen des Buches gemacht wurden. Für Vergleichsuntersuchungen bei Syphilis zwischen Weißen und Negern sind von besonderem Werte die Untersuchungen, die von ein- und demselben Autor bei beiden Menschenklassen gemacht wurden, da man bei ihnen einmal die Sicherheit der gleichmäßigen Behandlung der Untersuchungstechnik hat[1]), und da man auch nicht mit der Beeinflussung der Resultate durch regionäre Sonderbedingungen zu rechnen braucht. Ich werde Vergleichsuntersuchungen aus derselben Hand bringen, dann aber auch einige Feststellungen, die nur bei einer oder der anderen Rasse erhoben wurden.

Beginnen wir mit den Resultaten, die lückenlose Wassermannuntersuchungen bei Gesunden bzw. den Gesunden hinsichtlich der Verwertbarkeit der Ergebnisse praktisch gleichzustellenden Bevölkerungsgruppen geliefert haben.

Vedder selbst hat bei Militärpersonen den „Routine-Wassermann" angestellt. Er fand unter 1577 weißen Soldaten sicher positives Resultat in 8,21 vH, dazu zweifelhaft positives Resultat in 7,87 vH, insgesamt also in 16,08 vH.

---

[1]) Wie die Resultate durch einen Wechsel der Ärzte beeinflußt werden können, geht grade aus einem amerikanischen Beispiel, das Vedder mitteilt, hervor. 1915 wurde angeordnet, dass bei allen zugehenden Rekruten Blutuntersuchnngen gemacht werden sollten. Im ersten Jahre ergaben die Blutuntersuchungen in 5 Rekrutendepots positive WaR in 12,68 vH; als dann ein Wechsel der Ärzte vorgenommen worden war, wurde 1916/17 nur in 7,29 vH positive WaR herausgebracht. Vedder führte diese Differenz wohl mit Recht auf die Handhabung der Blutuntersuchung zurück, obwohl eine einheitliche Technik vorgeschrieben war.

Unter 1472 farbigen Soldaten fand Vedder 22,04 vH stark positive, 13,26 vH schwach positive und weitere 11,12 vH zweifelhafte Fälle und bezeichnete danach als wahrscheinlich infiziert etwa 36 vH. Vedder hat weiterhin in Washington Vergleichsuntersuchungen an schwangeren Frauen angestellt. Von 201 weißen Gravidae reagierten 17 vH eindeutig, dazu 13 vH zweifelhaft, so daß sich der Prozentsatz der negativen Fälle auf 70 stellte; von 662 farbigen Gravidae gaben 31 vH eindeutige, 11 vH fragliche Wassermannreaktion, so daß als negativ nur 58 vH bezeichnet werden konnten. Eine kleine Vergleichsserie von Falls und Moore mittels Blutuntersuchungen an weißen und farbigen Schwangeren ergab positive Wassermannreaktion bei Weißen in 9,5 vH, bei Negerinnen in 28,5 vH. Ausschließlich auf männliche Neger, und zwar auf 200 Unfallskranke bezog sich eine Untersuchungsreihe, die Mc Neil 1916 in Galveston, Texas, anstellte; es ergab sich positive Wassermannreaktion in 24 vH. R. L. Keller berichtet über Blutuntersuchungen, die in Dallas, Texas, bei allen Personen angestellt wurden, die Antrag auf Zulassung zum Handel mit Nahrungsmitteln gestellt hatten: von 12 545 Weißen reagierten 5,7 vH, von 3000 Negern 17,7 vH. positiv. Nach dem gleichen Autor fand sich bei Blutuntersuchungen der Negerbevölkerung, die das Gesundheitsamt (State board of health) von North Carolina veranlaßt hatte, positives Verhalten bei 20 vH der untersuchten 3000 Neger.

Es ergab sich somit, daß unter gesunden Farbigen die Höchstziffern bei graviden Negerinnen in Washington mit 31 vH eindeutig positiver Wassermannreaktion gefunden wurden. Die eindeutig positiven Reaktionen bei männlichen Negern lagen zwischen 17,7 und 22,1 vH; der Vergleich zwischen Weißen und Negern ergab die doppelte bis dreifache Syphilisziffer bei den Negern.

| Syphilis bei Poliklinik- und Krankenhaus-Patienten | Zahl der untersuchten Fälle, bzw. Prozentsatz der Syphilitiker | | | |
| --- | --- | --- | --- | --- |
| | Weiße | | Schwarze | |
| | Männer | Frauen | Männer | Frauen |
| **Autoren:** | | | | |
| Mc Neil, Galveston, John Sealy Hospital 1916 | — | — | 1200 | |
| | | | 34 vH | |
| Qualls, Canal Zone, Chirurgisches Krankenhaus 1917 . . . . . . . . . . . . . . . | 981 15 vH | — | 1198 40 vH | — |
| Janeway, Baltimore, Innere Klinik 1916 . . | 1272 | | 288 | |
| | 13 vH | | 43 vH | |
| Williams and Kolmer, Philadelphia, Gynäkologische Klinik 1916 . . . . . . . . . | — | 208 20,2 vH | — | 92 35,8 vH |
| Coston, New York, Post Graduate Hospital | 1168 28,4 vH | 746 27,4 vH | — | — |
| Day and Mc Nitt, St. Louis, Krankenhaus und Poliklinik 1919 . . . . . . . . . . | 853 30 vH | 924 16 vH | 200 48 vH | 273 40 vH |
| Lynch and Mc James, South Carolina, Rosper Hospital Charleston 1915 . . . . . . . . | — | — | 102 | |
| | | | 53 vH | 65 vH |

Einiges Material, das unter Anwendung lückenloser Wassermannuntersuchungen in Krankenhäusern und Polikliniken der U.S.A. erhoben wurden, habe ich in einer Tabelle auf S. 15 zusammengestellt.

Fast durchweg liegen bei Weißen und bei Farbigen in den Krankenhäusern die Syphiliszahlen höher als bei der gesunden Bevölkerung. Dies mag einmal bedingt sein durch die Anhäufung syphilitischer Kranker im engeren Sinne, die ihrer syphilitischen Erkrankung wegen ärztliche Hilfe aufgesucht haben, weiterhin aber dadurch herbeigeführt sein, daß zum Teil auch seronegative Fälle mit klinisch sichergestellter Syphilis mit einbezogen worden sind. Die stärkere syphilitische Durchseuchung der Neger geht aus allen Vergleichsuntersuchungen hervor. Die für die Neger ungünstigsten Ziffern lieferten die Canal Zone (Qualls) und Baltimore (Janeway), wo sie mit 40 vH bzw. 43 vH die der von den gleichen Autoren untersuchten Weißen um etwa das Dreifache übertrafen. Die umfangreichen Untersuchungen, die in St. Louis (Day und Mc Nitt) angestellt wurden, ergaben, daß die Negerinnen in noch viel höherem Grade an Syphilis leiden als die Neger, verglichen mit den entsprechenden Geschlechtern der weißen Rasse. Bei Rekordzahlen von 53 vH bzw. 65 vH syphilitischer Neger bzw. Negerinnen, von denen Lynch und McInns berichten, ist zu beachten, daß sie aus einem sehr kleinen Material gewonnen wurden. Hinzugefügt sei, daß diese Autoren angaben, daß Martin in Savannah, Ga., bei Negern mit Augen-, Ohren-, Nasen- und Halskrankheiten Syphilis in 90 vH der Fälle ermittelte.

Eine größere Zahl von Serienuntersuchungen mittels der Wassermannreaktion liegt aus amerikanischen Irrenanstalten vor. Der Prozentsatz der positiven Reaktionen in den Irrenanstalten wird naturgemäß von dem Anteil an Paralytikern beherrscht und deshalb gelangen die Resultate dieser Untersuchungen besser in dem Abschnitt, der von der Negerparalyse handelt, zur Besprechung.

Entsprechend der größeren Häufigkeit der Syphilis bei den Negern und besonders bei den Negerfrauen findet sich auch die Lues congenita häufiger bei der farbigen Rasse. Auf Grund klinischer Untersuchungen an einer Kinderklinik stellte Moore fest, daß die kongenitale Syphilis bei Negern fast dreimal so häufig als bei Weißen war: 8,9 vH zu 3,1 vH. Fox ermittelte in der Kinderklinik des Johns Hopkins Hospitals in Baltimore ein Überwiegen der Lues congenita bei Negerkindern um das Dreieinhalbfache. Nach Williams waren in der Frauenklinik des Johns Hopkins Hospitals bei weißen Frauen 12,3 vH, bei Negerinnen 34,9 vH der Fehlgeburten syphilitisch bedingt. Infolge der hohen Sterblichkeit der Säuglinge und Kleinkinder ist Lues congenita bei erwachsenen Negern selten. Thomas und Kingery sahen nie einen erwachsenen Neger mit Lues congenita und erwähnen, daß auch Carson niemals Hutchinsonsche Zähne bei einem Neger wahrnahm.

### 4. Besonderheiten der Negersyphilis.

In der Symptomatologie der Syphilis bestehen Unterschiede zwischen Weißen und Negern. Hierauf ist mehrfach in der amerikanischen Literatur hingewiesen worden und besonders eingehend wurde die Frage im *Johns Hopkins Hospital* in Baltimore bearbeitet. Es liegen aus Baltimore Veröffentlichungen von Fox (1910), Hazen (1914) und Zimmermann (1921) vor.

Daß der Schanker bei den Negern mit stärkeren Indurationen einhergeht, wie früher von Morrison behauptet wurde, wird von Zimmermann bestritten; von allen Autoren wird jedoch die große Seltenheit des extragenitalen Schankers bei Negern hervorgehoben. So führt Zimmermann an, daß er bei einem ungefähr gleichgroßem Material von Negern und Weißen, extragenitalen Schanker bei Weißen 22mal, bei Negern nur 5mal beobachtet habe. Reasoner erklärt sich die Seltenheit des extragenitalen Schankers in der Weise, daß bei Negern, wie bei Kaninchen, ein erhöhter Gewebsschutz außerhalb des Genitales gegenüber der Primärinfektion besteht. Thompson und Kingery geben an, der Schanker heile bei Negern langsamer.

Was die sekundäre Lues betrifft, so stimmen die Autoren dahin überein, daß bei Negern die follikulärpapulösen und pustulösen Exantheme häufiger und stärker ausgeprägt sich finden, während die maculösen und maculopapulösen Exantheme wiederum sich häufiger bei Weißen finden. Zimmermann fand maculöse und maculo-papulöse Exantheme bei Weißen in 70 vH, bei Negern in 35 vH. Nach Hazen sind framboesieforme Papeln und papulössquamöse Erkrankungen häufiger bei Negern, hingegen palmare Syphilide sehr selten. Das pustulöse Syphilid dominiert bei Negern; auch variola-ähnliche Exantheme sind nach Zimmermann nicht selten. Als besondere Spezialität der sekundären Negersyphilis werden ringförmige papulöse Syphilide (Syphiloderma papulatum circinatum) bezeichnet. Diese annulären Syphilide, die sich meist um Nase und Mund herum etablieren, sah Fox unter 1000 farbigen Hautkranken (193 Luetiker) 11mal, unter 1000 weißen Hautkranken (72 Luetiker) 0mal; Hazen fand unter 4100 dermatologischen Fällen 43 annuläre Syphilide bei Negern und keinen Fall bei Weißen; Zimmermann ist unter 279 sekundär-syphilitischen Negern 40mal, unter 228 sekundär-syphilitischen Weißen nur 2mal dieser Affektion begegnet. Nässende Papeln und Condylomata sind verbreiterer bei Negern, besonders bei Negerfrauen, nach Zimmermann ist das Häufigkeitsverhältnis bei den Negerinnen gegenüber den weißen Frauen 52 : 26. Schleimhauterkrankungen werden wiederum als seltener bei Negern angegeben. Hinsichtlich des Auftretens der Alopecie scheint kein Unterschied zu bestehen. Maligne Syphilis kommt selten bei Negern vor (Zimmermann).

Tertiäre Manifestationen finden sich nach Hazen bei Negern nur wenig häufiger als bei Weißen. Zimmermann errechnet sogar hinsichtlich der Hautsyphilide bei Weißen einen etwas höheren Prozentsatz (bezogen auf die Gesamtzahl der Tertiärsyphilitischen): bei Weißen, nämlich 17,5 vH gegenüber 14,5 vH bei Negern; bei den Weißen überwiegen die knotigen Formen, bei den Negern die gummösen. Hazen betont das häufigere Vorkommen von Gummen des Sterno clavicular-Gelenks sowie des Hodens bei Negern. Tertiäre Knochensyphilis wird bei Negern häufiger beobachtet — nach Zimmermann doppelt so oft als bei Weißen. An syphilitischer Iritis erkranken Neger viel häufiger als Weiße; von 87 Fällen von Iritis, die Clapp beobachtete, trafen 68 auf Neger. Bei den vergleichenden Untersuchungen von Zimmermann ergab sich Iritis bei Weißen in 1,8 vH, hingegen bei Negern in 12,9 vH. Eine starke Beteiligung des Lymphdrüsensystems wird als besonderes Kennzeichen der Negersyphilis angesehen. Hazen betont jedoch, man könne nicht allzuviel darauf geben, da Drüsenschwellungen auch bei nichtsyphilitischen Negern etwas ganz Gewöhnliches seien.

Zimmermann macht die Angabe, daß von 29 Fällen von Adenitis des Tertiär-stadiums seiner Beobachtung 23 auf Neger kamen.

Hinsichtlich der visceralen Formen der Syphilis ist die Aortitis mit 38 vH bei Negern doppelt so häufig als bei Weißen, wo Zimmermann 17 vH fest-stellte. Auch Osler sowie Lucke und Rea betonen das häufigere Vorkommen von Aneurysmen bei Negern. Lemann fand bei dem männlichen Geschlecht keinen deutlichen Unterschied, hingegen bei Negerinnen Aneurysmen 3 mal so oft als bei weißen Frauen. Musser und Bennett untersuchten an Leichenmaterial, wie oft bei Negern und Weißen Aortenerkrankungen in Fällen von Lues cerebro-spinalis, Paralyse und Tabes vorkommen. Sie fanden Aortitis, bzw. Aneurysma: a) bei Negern: unter 39 Fällen von Lues cerebrospinalis 16 mal = 41 vH, unter 28 Fällen von Paralyse 4 mal = 14 vH, unter 3 Fällen von Tabes 0; b) bei Wei-ßen: unter 63 Fällen von Lues cerebrospinalis 22 = 35 vH, unter 82 Fällen von Paralyse 26 = 32 vH, unter 47 Fällen von Tabes 13 = 28 vH. Danach ist die Aortitis bei den Negerparalysen bemerkenswert seltener als bei den weißen Para-lysen, während sie sich bei Lues cerebrospinalis der Neger etwas häufiger als bei der Lues cerebrospinalis der Weißen findet. Jedoch ist zu beachten, daß der Wert dieser Gegenüberstellung dadurch etwas beeinträchtigt wird, daß die Negergruppe an Zahl erheblich hinter der Gruppe der Weißen zurücktrat. Bei der Tabes vollends, wo 3 Negerfälle 47 weißen Tabikern gegenüberstehen, kann ein Ver-gleich nicht gezogen werden.

Es sind also gewisse qualitative Unterschiede der Syphilis der Neger und der Weißen unverkennbar. Jedoch bestreitet Fox, daß die Negersyphilis im ganzen mit stärkeren Erscheinungen einhergehe, sie verlaufe eher milder; das primäre und sekundäre Stadium verlaufe nicht schwerer und tertiäre syphilitische Er-scheinungen seien im ganzen bei Negern nicht häufiger. Nach Hazen ist die Negersyphilis jedenfalls keine mildere Form, wie eine Reihe von Autoren beob-achtet haben wollte. Zimmermann folgert aus seinen Untersuchungen, daß bei Negern die Haut besonders im sekundären Stadium stärker ergriffen sei und die Beteiligung des Knochensystems im tertiären Stadium doppelt so oft sich finde als bei Weißen. Ob das häufigere Vorkommen von Aortenerkrankungen bei Negern über die größere Häufigkeit der Syphilis bei dieser Rasse hinausgeht, kann wohl noch nicht sicher beurteilt werden; wahrscheinlich ist es nicht. Inter-essant und einer weiteren Forschung an größerem Material wert ist andererseits die Beobachtung Mussers über die relative Seltenheit der Aortitis bei den Negerparalysen.

Eine stärkere Neigung zu Rezidiven scheint zu bestehen, was ausdrücklich auch Murrell hervorhebt. Bei der Beurteilung der Schwere und Häufigkeit der syphilitischen Erscheinungen darf bei einem Vergleich zwischen Negern und Weißen die Tatsache nicht außer acht gelassen werden, daß die Neger es meist sehr leicht mit der Behandlung nehmen; wie alle Untersucher angeben, entzieht der Neger sich in der Regel der Behandlung, sobald die jeweils vorliegenden Symptome verschwunden sind. Die Behandlung ist daher meist sehr oberfläch-lich und Murrell sagt geradezu, kein Neger beende in der Klinik die ihm vor-geschriebene Kur. So mag das häufige Rezidivieren, die vielfach beobachtete stärkere Ausprägung sekundärer Symptome, vielleicht auch die größere Zahl von Gummata und Knochenerkrankungen durch die Mängel der Behandlung bedingt sein, was Murrell und auch Carson für wahrscheinlich halten. Die erörterten qualitativen Besonderheiten der Negersyphilis ist Zimmermann geneigt, auf vererbbare biologische Eigentümlichkeiten der Neger zurückzuführen.

## III. Paralyse und sonstige Formen der Neurosyphilis der nordamerikanischen Neger.

### 1. Die Frage der Zunahme der Geisteskrankheiten bei den Negern.

In gleicher Weise, wie behauptet wird, vor der Emanzipation sei die Tuberkulose und die Syphilis bei den Negern selten vorgekommen, heißt es, Geisteskrankheiten seien bei den Negern früher fast unbekannt gewesen. Gerade auf die Kombination: Tuberkulose und Geisteskrankheit als früher seltenes Vorkommnis bei den Negern stößt man in einer ganzen Anzahl von Veröffentlichungen. Allerdings wird die Zunahme der Geisteskrankheiten bei den Negern so gut wie ausschließlich aus der Zunahme der Aufnahmen in den Irrenanstalten erschlossen. Wie oft die Verbesserung der Irrenfürsorge und als deren Folge die Vermehrung der Anstalten ein Anwachsen der Geisteskrankheiten vorgetäuscht hat, ist ja bekannt, und mit diesem häufigen Fehlschluß muß auch hier gerechnet werden. In der Tat sagt denn auch Roberts (1883): „Die rasche Zunahme der Geisteskrankheiten bei Negern ist mehr scheinbar als wirklich. Früher sorgte der master für sie, jetzt die öffentliche Fürsorge." Miller (1896) bringt einige Zahlen: Im Staate Georgia waren Neger in Irrenanstalten: 1860 44 (1 : 10 584), 1870 129 (1 : 4225), 1880 411 (1 : 1764), 1890 910 (1 : 943). In den gesamten Vereinigten Staaten waren Neger in Irrenanstalten: 1850 638, 1860 766, 1870 1822, 1880 6157, 1890 6766. Die statistischen Angaben sind übrigens vielfach widersprechend, so daß man nicht weiß, inwieweit die Ziffern aus zuverlässigen Quellen stammen. Wenn 1880 die Zahl der untersuchten Geisteskranken gegenüber 1860 sich bei den Weißen nur verdoppelt, im gleichen Zeitraum bei den Negern sich nach Roberts fast verfünffacht, nach Miller sogar versiebenfacht hatte, so wäre es wohl sehr gewagt, hieraus auf ein so viel schnelleres Ansteigen der Geisteskrankheiten bei den Negern als bei den Weißen zu schließen, denn in diesem Zeitraum setzte erst die Irrenfürsorge für die Neger ein, die für Weiße schon vorher bestanden hatte. Übrigens waren auch 1880 im Verhältnis zu der entsprechenden Bevölkerungsgruppe nur etwa halb so viele Neger als Weiße in Anstaltspflege. Es ist in der Tat unmöglich, auf Grund des vorliegenden Tatsachenmaterials auch nur annähernd zu bemessen, in welchem Maße die Geisteskrankheiten bei den Negern eine Zunahme seit der Befreiung erfahren haben.

Am 1. I. 1910 befanden sich 12 910, am 1. I. 1923 20 084 geisteskranke Neger in Anstaltspflege. Berechnet auf 100 000 der Negerbevölkerung waren es 131,4 bzw. 192,0 Geisteskranke. Die Zahlen für die Weißen lauteten: 1. I. 1910 174 224 (213,2 auf 100 000), 1. I. 1923 244 968 (258,3 auf 100 000). Man darf, wie Pollock ausführt, daraus nicht schließen, daß Geisteskrankheiten bei Weißen häufiger als bei Negern seien. Vielmehr sei das Gegenteil der Fall. In allen Staaten mit Ausnahme der Südstaaten befinden sich mehr Neger als Weiße in Anstalten. In den Südstaaten, wo die Hauptmasse der Neger wohnt, sei die Irrenfürsorge für die Neger im Vergleich zu der der Weißen ungenügend entwickelt. Hieraus resultieren irreführende Zahlen, die das beträchtliche Überwiegen der Geisteskrankheiten bei den Negern verschleiern.

## 2. Formen des Irreseins bei den Negern.

Vergleichende Untersuchungen über die Zusammensetzung des psychiatrischen Krankenmaterials in den Anstalten haben ergeben, daß sich gegenwärtig gewisse Krankheitsformen etwas häufiger, andere etwas seltener bei den Negern als bei den Weißen finden.

Außer der Paralyse wird als häufiger vorkommend bei den Negern bezeichnet die Dementia praecox, das manisch-depressive Irresein und die senilen Psychosen. O'Malley sagt von der Dementia praecox, sie sei bei den Negern etwas, aber nicht auffallend häufiger; hebephrene Formen seien bei Weißen und Negern ungefähr gleich häufig, paranoide häufiger bei Weißen, katatone häufiger bei Negern vertreten. Die Dementia praecox machte unter den Aufnahmen in die Irrenanstalten der U. S. A. im Jahre 1922 bei W. 21,6 vH, bei N. 22,3 vH aus. Unter den Anstaltsinsassen war am 1. I. 1923 die Dementia praecox bei W. mit 40,8 vH, bei N. mit 36,8 vH vertreten. Berechnet auf die Gesamtbevölkerung kamen von 100 000 Weißen 1922 in den U. S. A. 15,0, von 100 000 Negern nur 12,6 wegen Dementia praecox in Irrenanstalten zur Aufnahme. Hinsichtlich des prozentualen Anteiles der Anstaltsaufnahmen überwiegt somit die Dementia praecox etwas bei Negern; bei den Anstaltsinsassen ist das Gegenteil der Fall; berechnet man die Ziffern auf die Gesamtbevölkerung, so erscheint gleichfalls die Morbidität bei Dementia praecox bei den Weißen etwas höher zu liegen. Danach darf man wohl annehmen, daß, wenn überhaupt die Dementia praecox sich bei Negern häufiger findet, es sich nur um ein geringfügiges Plus handeln kann. Das manisch-depressive Irresein war 1922 unter den Aufnahmen in die Irrenanstalten bei W. mit 15,7 vH, bei N. mit 18,4 vH, bei den Anstaltsinsassen am 1. I. 1923 bei W. mit 15,3, bei N. mit 21,3 vH vertreten. Die Häufigkeit des manisch-depressiven Irreseins ist beim weiblichen Geschlecht in der Negerrasse besonders stark hervortretend. Green betont, daß das Mehr der manisch-depressiven Psychosen bei Negern durch das häufigere Vorkommen manischer Zustände hervorgerufen werde. Depressive Phasen seien bei Negern erheblich seltener als bei Weißen. Die Häufung seniler farbiger Kranker in den Anstalten führt Green auf soziale Verhältnisse zurück; die Neger schieben ihre senilen Angehörigen, sobald sie ihnen zur Last zu fallen beginnen, in die Anstalten ab, während die Weißen sie meist, solange es möglich ist, zu Hause behalten.

Bei vorsichtiger Bewertung der Angaben scheint eine stärkere Beteiligung der Neger, abgesehen von der Paralyse, mit Sicherheit nur bei den manischen Psychosen angenommen werden zu dürfen.

Epilepsie, traumatische Neurosen, Psychoneurosen, Psychosen bei Infektionskrankheiten sind nach Green bei Weißen und Negern ungefähr gleich häufig.

Als vergleichsweise seltene psychische Erkrankungen bei den Negern werden genannt: alkoholische und andere toxische (Cocain, Opium, Morphium) Störungen, Paranoia, Psychopathie, Imbezillität und Idiotie, sowie depressive Zustände aller Art.

Von den Negern wird behauptet, sie seien tolerant gegen den Alkohol; die Störungen gleichen sich schneller aus als bei den Weißen (Patton). Die Seltenheit des Delirium tremens wird von einer Anzahl von Autoren hervorgehoben (Harrick, Byers u. a.). Unter den Aufnahmen in die Irrenanstalten der U. S. A. machten die Alkoholisten im Jahre 1922 bei W. 3,9 vH, bei N. 1,8 vH aus; die Zahl ist somit bei Weißen gerade doppelt so groß. Green neigt zu der Auffassung, daß die geringere Häufigkeit alkoholischer Geistesstörungen nicht durch eine größere Widerstandsfähigkeit der Neger sondern durch ihre durchschnittliche Armut bedingt sei, die es ihnen verbiete, den besonders durch die Prohibitivgesetze so schwer und teuer zu beschaffenden Alkohol in größeren Mengen zu konsumieren. Für Greens Auffassung spricht in der Tat die neueste Statistik über die Aufnahmen in die Irrenanstalten des Staates New York für 1923/24, in der bei Negern 7,2 vH Alkoholisten gegenüber nur 5,3 vH bei Weißen aufgeführt sind. Offenbar erlauben es die wirtschaftlichen Verhältnisse im Staate New York den Negern eher, alkoholische Exzesse zu begehen. Auch die Seltenheit von psychischen Störungen infolge Cocain-, Opium-, Morphiummißbrauch erklärt Green aus den wirtschaftlichen Verhältnissen der Neger.

Die Tatsache, daß die Neger nicht zu systematisierenden paranoiden Erkrankungen neigen, versucht Green aus der oberflächlichen und unsystematischen Denkweise der Neger abzuleiten. Die Seltenheit der Psychopathie, sowie der Imbezillität und Idiotie in den Anstalten hat nach Green äußere Gründe. Psychopathische Neger kommen nur in die Anstalten, wenn kriminelle Handlungen sie dahin bringen, die Einschaffung durch Angehörige, die so häufig bei weißen Psychopathen statt hat, ist bei den Negern nicht üblich. Imbezille Neger finden sich deshalb spärlicher in den Irrenanstalten, weil sie von den Familien, solange sie noch etwas mitarbeiten und mitverdienen können, zu Hause behalten werden.

Die Seltenheit der Depressionszustände bei den Negern erklärt Green aus dem heiteren, sorglosen Naturell dieser Rasse. Der Sinn des Negers verweilt, wie Green ausführt, nicht gerne bei unerfreulichen Dingen; er ist ohne Verantwortungsgefühl, unüberlegt und durch die geringsten Anlässe heiter zu stimmen. Anwandlungen von Traurigkeit sind flüchtiger Natur, verschwinden wie die eines Kindes, wenn eine Ablenkung eintritt. Der Neger ist von Natur aus so heiter, daß er unter seiner Armut, seiner niederen sozialen Stellung, seiner ungesunden und freudlosen Umgebung nicht leidet; er denkt nie über die Zukunft nach, sondern genießt die Annehmlichkeiten der Gegenwart. Verantwortungen werden sorglos übernommen und wieder vernachlässigt, ohne daß das Gefühl der Belastung oder der Angst aufkommt. Die einfachsten Vergnügungen zerstreuen ihn und er hat Spaß an Dingen, die eher geeignet sind, traurig zu stimmen. Depressionen stellen sich selbst unter Umständen nicht ein, durch die ein Weißer auf das Schwerste niedergedrückt würde.

### 3. Paralyse der Neger.

#### a) Früheres Vorkommen der Paralyse.

Auf die wichtigen Fragen, ob vor dem Bürgerkrieg die Paralyse bei den Negern selten oder überhaupt nicht vorkam, was immer wieder behauptet wurde, mit welcher Geschwindigkeit die Paralysehäufigkeit dann nach der Emanzipation anstieg, welche Einflüsse außer der Syphilis etwa für das Anwachsen der Negerparalyse maßgebend waren, auf all diese Fragen kann keine zuverlässige Antwort gegeben werden. Die statistischen Unterlagen sind völlig ungenügend.

Barnes (1913) vertritt die Anschauung, die Vollblutneger seien vor einem halben Jahrhundert — also etwa zu der Zeit um 1860 — praktisch immun gegen Paralyse gewesen. Witmer (1891) teilt mit, daß in seiner Anstalt in den 34 Jahren von 1855—1889 906 Neger zur Aufnahme kamen, unter denen sich 38 Paralytiker befanden — das waren immerhin schon 3,7 vH Paralysen. Roberts (nach Barnes) sah 1883 in North-Carolina unter seinen Anstaltskranken keinen schwarzen Paralytiker, ebensowenig Powell in Georgia im Jahre 1886.

Inwieweit die Autoren die frühere Seltenheit der Paralyse nur auf Vollblutneger bezogen wissen wollten, ist nicht ersichtlich. Die Vermischung hat nach der Emanzipation große Fortschritte gemacht — wenngleich sie auch schon zuvor ins Gewicht fiel — und eine Reihe von Autoren ist der Meinung, daß die Blutvermischung die Neigung der Neger paralytisch zu werden verstärkt habe. Die Frage der Reinblütigkeit ist einer objektiven Untersuchung nicht zugänglich und es ist daher ganz aussichtslos, diesen Gesichtspunkt bei den Erörterungen über die Negerparalyse heranzuziehen.

Durch Erkundigungen bei der statistischen Abteilung des National Comittee for Mental Hygiene erfuhren wir, daß die erste Irrenzählung in den U. S. A. im Jahre 1850 stattfand. Wie uns die Leiterin der Abteilung, Mrs. Edith M. Furbush, die Güte hatte mitzuteilen, war diese Zählung und waren auch die nachfolgenden Zählungen in den Jahren 1860 und 1870 sehr mangelhaft. Daten über die Paralyse enthielten die Listen nicht. Zum ersten Male taucht die „Paresis" in statistischen Erhebungen aus dem Jahre 1880 auf. Die Feststellungen aus diesem Jahre bezogen sich nicht auf die gesamte Bevölkerung. 74 184 Fälle von Geisteskrankheit wurden klassifiziert; die Diagnosen lauteten: Manie, Melancholie, Monomanie, Paresis, Dementia, Dipsomanie, Epilepsie. Drei Gruppen wurden unterschieden: 1. Im Lande geborene Weiße (48 619). 2. Außerhalb des Landes geborene Weiße (21 710). 3. Farbige (3 855). Paresis fand sich in Gruppe 1 bei 1 057 = 2,1 vH, in Gruppe 2 bei 361 = 1,7 vH, in Gruppe 3 bei 45 = 1,2 vH der Fälle. Seltsam mutet für unsere heutigen Anschauungen die Dipsomaniegruppe an, die beim Gesamtmaterial (Weiße und Farbige) 944 Fälle umfaßt und nur um ein Drittel hinter der Gesamtzahl der Paralysen, die 1463 betrug, zurückblieb; bei den Negern wurden 50 Fälle von Dipsomanie aufgeführt, um 5 Fälle mehr als Paralysen. Eine offenbar unter den gleichen Gesichtspunkten zustande gekommene Statistik, die übereinstimmend gruppiert ist, stammt aus dem Jahre 1890. Sie berichtet über 106 254 Geisteskranke. In Gruppe 1 sind aufgeführt: 1 092 = 3,1 vH, in Gruppe 2: 462 = 2,7 vH., in Gruppe 3: 61 = 0,93 vH Paralysen.

Aus diesen Zusammenstellungen wird man das Eine folgern können, daß es schon im Jahre 1880 paralytische Neger gab. Der Vergleich zwischen 1880 und 1890 zeigt, daß die Paralysen bei den beiden Gruppen der Weißen zu-, bei den Negern in diesem Zeitraum abnahmen. Es erscheint wenig glaubhaft, daß eine Abnahme der Negerparalysen in jenem Jahrzehnt wirklich eingetreten ist, vielmehr ist die Annahme eines statistischen Kunstproduktes naheliegend. In den Statistiken der Irrenanstalten der U. S. A. herrschte bis in dieses Jahrhundert hinein eine erhebliche Willkür. Inwieweit die Diagnose Paralyse aus der sehr großen Krankheitsgruppe „Dementia" herausgehoben wurde, ist nicht zu beurteilen. Dies wurde an den verschiedenen Orten, wie uns versichert wurde, ganz verschieden gehandhabt. Green meint, Paralysen habe es bei den Negern auch früher gegeben; sie seien nur nicht diagnostiziert worden, weil sie größtenteils der einfach dementen Form angehörten und keine Größenideen hatten, deren Vorhandensein für die Diagnosestellung vielfach ausschlaggebend war; man habe die Negerparalysen anderen Krankheitsgruppen zugeteilt. Unter „Paresis" wurde außerdem nicht überall das Gleiche verstanden, d. h. nicht nur die syphilitisch bedingte Paralyse damit bezeichnet, sondern es wurden verschiedenartige Lähmungszustände unter diesen Begriff subsumiert. Die psychiatrische Ausbildung der Anstaltsärzte soll im vorigen Jahrhundert in den U. S. A. großenteils noch sehr im Argen gelegen haben, und die Direktorstellen sollen zum Teil nicht einmal mit Fachärzten besetzt gewesen sein, da politische Gründe häufig die Ernennung beeinflußten. Ein weiterer Faktor, der geeignet ist, die Durchsichtigkeit der Erhebungen zu erschweren, ist der dehnbare Begriff „Neger"; es muß damit gerechnet werden, daß an verschiedenen Orten dieser Begriff verschieden interpretiert wurde, stärker mit weißem Blut vermischte Mulatten bald bei den Weißen, bald bei den Negern eingeordnet wurden. Wir haben uns bemüht, aus gut geleiteten Anstalten Statistiken zu erhalten, die über die Häufigkeit der Paralyseaufnahmen wenigstens der letzten Jahrzehnte des 19. Jahrhunderts Auskunft geben könnten. Von sachverständiger Seite wurde uns jedoch bedeutet, daß keine Aussicht bestehe, brauchbare Unterlagen zu gewinnen, die über die Jahrhundertwende zurückreichen. Eine einheitliche Anstaltsstatistik ist erst seit dem Jahre 1917 in den U. S. A. eingeführt worden. Die Autonomie der Bundesstaaten gestattet nicht, eine offizielle Gesamtstatistik über die Todesursachen durchzuführen. Das „Bureau of the Census" vermag hinsichtlich der Todesfälle nur über die registrierten Staaten (States in the Registration-Area) zu berichten. Bis zum Jahre 1900 waren nur 11 im Norden gelegene Staaten darunter begriffen, 1910 22 Staaten, 1920 35 Staaten. Auch jetzt sind 14 Staaten noch nicht angeschlossen, allerdings eine Anzahl von Städten in den zur Zeit noch nicht registrierten Staaten. Unter den jetzt von der offiziellen Statistik noch nicht erfaßten Staaten sind eine Anzahl von ausgesprochenen Negerstaaten (Georgia, Alabama, Texas u. a.). Da anfangs nur Nordstaaten registriert wurden und die Registration erst allmählich nach dem Süden fortschritt, diesen jedoch wie gesagt auch jetzt noch nicht vollkommen umfaßt, ist es ohne weiteres ersichtlich, daß es kaum angängig ist, zeitlich auseinanderliegende Statistiken in Vergleich zu stellen, wenn es sich darum handelt, zu ermitteln, in welchem Verhältnis etwa die Paralyse der Neger im Verhältnis zur Paralyse der Weißen — gemessen an Todesfällen — zugenommen hat. Dazu kommt die starke Fluktuation der Negerbevölkerung mit den fortdauernden Einwanderungen vom Süden her in die Nordstaaten, wodurch die Verhältnisse noch unübersichtlicher werden. Als weitere beachtliche Fehlerquelle ist die unterschiedliche Qualität der Irrenfürsorge zu nennen, die den Weißen im Vergleich zu den Negern zu den verschiedenen Zeiten geboten wurde. Für die Statistik gibt es ja nur Anstaltsparalysen. Wenn noch jetzt von Pollock darüber Klage geführt wird, daß wohl in den nördlichen Staaten die Aufnahmebedingungen für die Neger ebenso günstig wie für die Weißen liegen, aber in den Südstaaten auch jetzt noch vielfach nicht in ausreichender Weise für die Neger gesorgt wird, wie mögen die Verhältnisse im vorigen Jahrhundert gewesen sein, und in welchem Maße mag die angebliche Seltenheit der Geisteskrankheiten bei den Negern im allgemeinen und die der Paralyse im besonderen durch äußere Verhältnisse vorgetäuscht worden sein. Man sieht aus alledem, daß es ein fruchtloses Beginnen ist, hinsichtlich des Anwachsens der Negerparalyse zu einem klaren Urteil kommen zu wollen. Daß die Paralyse früher nicht soviel häufiger bei den Negern als bei den Weißen war, als das jetzt der Fall ist, kann ohne weiteres angenommen werden, denn das hätte gewiß auffallen müssen. Jedoch ist nicht beweisbar, daß in der zweiten Hälfte des 19. Jahrhunderts die Paralyse bei den Negern wirklich wesentlich seltener vorkam als bei den Weißen. Die Verhältnisse, die vor dem Bürgerkrieg bestanden, liegen vollends ganz im Dunkel. Die Behauptung, die Neger seien vor der Befreiung immun gegen die Paralyse gewesen, wird man mit Vorsicht bewerten müssen, wenn gleichzeitig behauptet wird, Geisteskrankheiten seien überhaupt bei Negersklaven so selten gewesen. Man braucht nur die Dementia praecox-Gruppe ins Auge zu fassen, die heute etwa ein Drittel der internierten Neger ausmacht, und von der doch wohl nicht angenommen werden kann, daß sie durch die Befreiung der Neger eine wesentliche Zunahme erfahren hat; das Gleiche gilt für die Epilepsie, die senilen Psychosen und eine Reihe anderer Krankheiten. Quod non est in actis non est in mundo.

### b) Häufigkeit der Paralyse in der Gegenwart.

Bis zur Vornahme der letzten Irrenzählung 1922/23, deren Gesamtresultat der Öffentlichkeit noch nicht übergeben wurde, über deren Ergebnisse jedoch Pollock, der Statistiker des Staates New York, einiges mitgeteilt hat, bildete der im Jahre 1914 erschienene Bericht des Bureau of the census über die Geisteskranken und Schwachsinnigen in Anstalten des Jahres 1910 (Insane and Feeble-Minded in Institutions 1910) die Grundlage für die amerikanische Irrenstatistik dieses Jahrhunderts. Dieser Bericht enthielt eine Zusammenstellung über die Beteiligung der Paralyse an den Anstaltsaufnahmen, wobei auch eine Unterscheidung zwischen Negern und Weißen getroffen wurde. Aus den Tabellen habe ich die nachfolgende Übersicht herausgezogen.

**Anstaltsaufnahmen an Paralyse im Jahre 1910.**

| Neger | | | Weiße | | |
|---|---|---|---|---|---|
| Zahl | vH der Aufnahmen | auf 100000 der Bevölkerung der gleichen Rasse | Zahl | vH der Aufnahmen | auf 100000 der Bevölkerung der gleichen Rasse |
| 208 | 4,7 | 2,1 | 3670 | 6,5 | 4,5 |

Danach lag im Jahre 1910 bei den Negern der prozentuale Anteil der Paralysen an den in die Anstalt aufgenommenen Geisteskranken sowie die absolute Paralysehäufigkeit wesentlich niedriger als bei den Weißen.

In einer 1925 erschienenen Publikation bringt Pollock die neuesten statistischen Daten über die Häufigkeit der Geisteskrankheiten bei den Negern im Vergleich zu den Weißen, und zwar vorwiegend unter Benutzung des „special census of institutions for mental disease taken by the Federal Census Bureau as of

January 1, 1923"[1]). Diese Zusammenstellung umfaßt die öffentlichen und privaten Anstalten aller Staaten der Union mit Ausnahme von Montana. Pollock veröffentlicht Tabellen, die sowohl darüber unterrichten, wie groß der Anteil der Fälle von Paralyse und Lues cerebri unter den Erstaufnahmen in den Anstalten, als auch unter den in den Anstalten befindlichen Kranken an einem bestimmten Stichtage war. Neger und Weiße werden in den Tabellen, aus denen ich hierunter nur die die Paralyse und Lues cerebri betreffenden Zahlen mitteile, nebeneinander gestellt.

Paralyse und Lues cerebri unter den Erstaufnahmen (first admissions) in den Irrenanstalten der U. S. A. im Jahre 1922.

| Geistes-krankheit | Neger | | | Weiße | | |
|---|---|---|---|---|---|---|
| | Zahl | vH | auf 100000 der Bevölkerung derselben Rasse | Zahl | vH | auf 100000 der Bevölkerung derselben Rasse |
| Paralyse . . | 681 | 11,6 | 6,5 | 5585 | 8,5 | 5,9 |
| Lues cerebri | 237 | 4,0 | 2,3 | 653 | 1,0 | 0,7 |

Paralyse und Lues cerebri unter den Insassen (resident patients) der Irrenanstalten der U. S. A. am 1. I. 1923.

| Geistes-krankheit | Neger | | | | | | Weiße | | | | | |
|---|---|---|---|---|---|---|---|---|---|---|---|---|
| | Total | | Männer | | Frauen | | Total | | Männer | | Frauen | |
| | Zahl | vH | Zahl | vH | Zahl | vH | Zahl | vH | Zahl | vH | Zahl | vH |
| Paralyse . . . | 879 | 4,4 | 609 | 5,9 | 270 | 2,7 | 6021 | 3,6 | 4675 | 5,3 | 1346 | 1,6 |
| Lues cerebri . | 454 | 2,3 | 261 | 2,5 | 193 | 2,0 | 1018 | 0,6 | 678 | 0,8 | 340 | 0,4 |

Wenn wir zunächst die die Paralyse betreffenden Zahlen betrachten — auf die Lues cerebri werde ich an anderer Stelle eingehen —, so ist bei den Erstaufnahmen der Neger die Paralyse nunmehr mit einem höheren Prozentsatz vertreten als bei den Weißen. N. : W. = 11,6 : 8,5. Berechnet auf 100 000 der Bevölkerung derselben Rasse verringert sich die Differenz und es bleibt ein vergleichsweise geringeres Plus auf Seite der Neger, N. : W. = 6,5 : 5,9. Eine Trennung nach dem Geschlecht wurde nicht bei den Erstaufnahmen, wohl aber bei den Anstaltsinsassen durchgeführt. Auch bei diesen finden sich paralytische Neger in einem höheren Prozentsatz als paralytische Weiße, N. : W. = 4,4 : 3,6. Die weiblichen Negerparalysen zeigen prozentual jedoch eine wesentlich stärkere Frequenz als die männlichen Negerparalysen beim Vergleich mit dem entsprechenden Geschlecht der weißen Rasse, N. : W. bei Männern = 5,9 : 5,3, bei Frauen N. : W. = 2,7 : 1,6.

Vergleicht man die Aufnahmezahlen von 1910 mit denen von 1922, so übertrifft die Zunahme der Paralyse bei den Negern die auch bei den Weißen inzwischen eingetretene Zunahme in einem Maße, daß sich das vorher bei den Negern gelegene Minus zu einem Plus umgewandelt hat. Die statistische Handhabung scheint jedoch 1922 eine andere als 1910 gewesen zu sein. So bezogen

---

[1]) Das Originalwerk war noch nicht erhältlich.

sich die Aufnahmeziffern 1910 auf alle Aufnahmen, 1922 nur auf die Erstaufnahmen. Angesichts des Tempos, in dem sich in Amerika die Verhältnisse entwickeln, mögen auch andere Verschiebungen inzwischen eingetreten sein, wie die Überführung großer Mengen von Imbezillen und Idioten, die früher größtenteils sich in den Irrenanstalten befanden, in gesonderte Institute, die wachsende, bisher zurückgebliebene Irrenfürsorge für Neger und anderes mehr. Man wird warten müssen, bis die Irrenstatistik für 1922/23 in toto veröffentlicht sein wird, bevor man die Sachlage beurteilen wird können. Ich möchte zunächst aus dem Umstand, daß Pollock bei seinen vorläufigen Erörterungen auf die so auffällige Zunahme der Negerparalysen nicht eingeht, schließen, daß Zurückhaltung bei der Gegenüberstellung der Zahlen geboten erscheint.

Im Gegensatz zu dem relativ höheren Anteil, den die Paralytiker unter den Anstaltsaufnahmen der Neger als der Weißen 1922 ausmachten, tritt in der Mortalitätsstatistik der vorhergehenden Jahre dieser Unterschied nicht hervor. Nach Kolbs Zusammenstellung machte die farbige Bevölkerung am 1. I. 1920 9,44 vH der Gesamtbevölkerung im Registergebiet der U. S. A. aus. In den Jahren 1918, 19 und 20 kamen auf 100 Paralysetodesfälle von weißen Männern 9,16 Paralysetodesfälle bei Negern, und auf 100 Paralysetodesfälle bei weißen Frauen 10,2 bei Negerinnen. Danach ist die durch die größere Verbreitung der Syphilis zu erwartende höhere Paralysesterblichkeit bei den farbigen Frauen wenigstens angedeutet, bei den farbigen Männern gibt sie sich nicht zu erkennen.

Leider gibt die Zusammenstellung Pollocks keine Auskunft darüber, wie die Verhältnisse hinsichtlich der Paralyse in den einzelnen Staaten liegen, aus denen das Gesamtergebnis gewonnen wurde. Nur über die Anstalten des Staates New York teilt Pollock Einzelheiten mit. Danach gehen die Aufnahmen an geisteskranken Negern in den Irrenanstalten des Staates New York für die Paralyse, aber nahezu auch für alle anderen Formen weit über den allgemeinen Durchschnitt hinaus. Berechnet auf 100 000 der gleichen Rasse wurden nach Pollock in dem am 30. VI. 1924 endenden Berichtsjahr mit Paralyse aufgenommen: Neger 30,8, Weiße 7,0; mit Lues cerebri: 2,2 bzw. 0,4. Daß diese große Differenz durch die besonderen Lebensbedingungen der Neger im Staate New York bedingt ist, die nicht nur auf die Paralytiker zutreffen, geht daraus hervor, daß z. B. auch für Dementia praecox sich die Verhältniszahl berechnet auf 100 000 der gleichen Rasse bei Schwarz zu Weiß auf 48,6 zu 16,9 stellt. Bestimmt man jedoch den Prozentsatz, den die Paralyse bzw. die Dementia praecox unter den Aufnahmen der beiden Rassen ausmachen, so bleibt bei Paralyse mit Schwarz zu Weiß wie 17,7 zu 11,5 ein, wenn auch verhältnismäßig geringer, Unterschied zu Ungunsten der Neger bestehen, während er bei Dementia praecox mit Schwarz zu Weiß wie 27,9 zu 27,6 völlig verschwindet. Verglichen mit der Landesstatistik, in der bei den Erstaufnahmen, berechnet auf 100 000 der Bevölkerung bei Negern 6,5, bei Weißen 5,9 Paralytiker aufgeführt werden, ist die Paralysehäufigkeit im Staate New York bei Negern doch eine erheblich höhere als bei Weißen.

Aus einer früheren Publikation von Pollock hatte sich ergeben, daß in den Anstalten des Staates New York unter den Erstaufnahmen der verschiedenen Rassen in den Jahren 1913—1922 die Paralyse sich fand: bei Negern in 17,2 vH, bei Engländern in 10,1 vH, bei Deutschen in 13,6 vH, bei Juden in 12,5 vH, bei Iren in 9,4 vH, bei Italienern in 16,2 vH, bei Slawen in 8,1 vH.

Die Häufigkeit der Paralyse in den verschiedenen Staaten der Union zeigt
— wohl in erster Linie in Abhängigkeit von dem Vorwiegen oder Zurücktreten
großstädtischer Bevölkerungsmassen — erhebliche Unterschiede.

In dem Bericht über die Irrenzählung von 1910 wurden getrennt nach Staaten
nur die absoluten Paralysezahlen — allerdings für Weiße und Neger gesondert —
gegeben, so daß man sich nicht darüber unterrichten kann, welchen Anteil die
Paralyse an den Aufnahmen in die Anstalten hatte und wie viele Paralysen auf
eine bestimmte Bevölkerungszahl in den verschiedenen Staaten entfielen. Die
1910 in Irrenanstalten aufgenommenen 208 paralytischen Neger verteilten sich
auf die neun Staatengruppen wie folgt:

| Staatengruppe | Zahl der Fälle |
|---|---|
| New England . . . . . . . . . . . | 5 |
| Middle Atlantic . . . . . . . . . | 51 |
| East North Central. . . . . . . . | 25 |
| West North Central . . . . . . . | 15 |
| South Atlantic . . . . . . . . . . | 68 |
| East South Central. . . . . . . . | 26 |
| West South Central. . . . . . . . | 8 |
| Mountain . . . . . . . . . . . . . | 2 |
| Pacific. . . . . . . . . . . . . . | 8 |

Auffallend niedrig ist die Zahl von Paralytikern, die bei den Negern in West
South Central, einem der eigentlichen Negerterritorien, zur Aufnahme gelangt ist.

Weiterhin möchte ich ein Diagramm mitteilen, daß die unterschiedliche
Häufigkeit der Paralyse, berechnet auf 100 000 der Bevölkerung, in einer Reihe
von Staaten veranschaulicht; eine Trennung von Weiß und Schwarz ist nicht
vorgenommen.

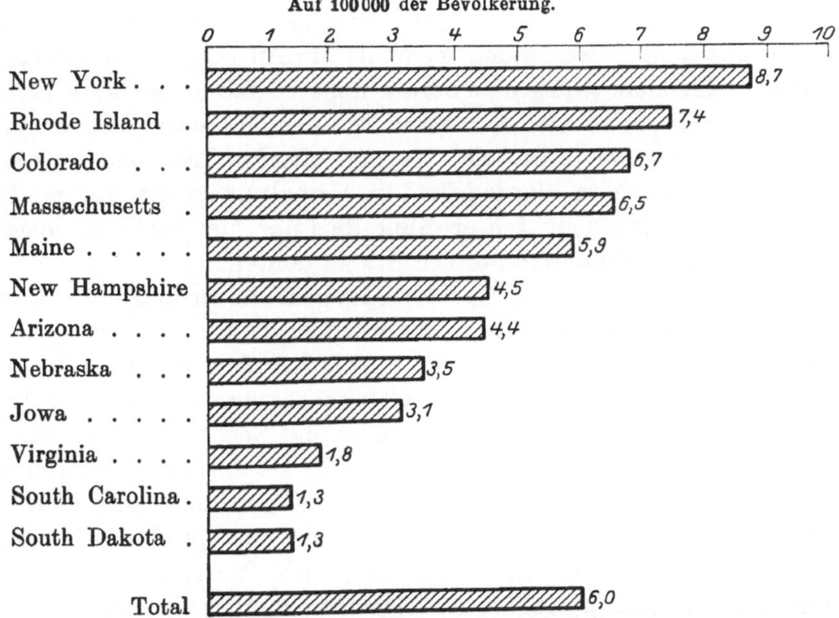


Abb. 2. Häufigkeit der Paralyse. Erstaufnahmen in 12 nordamerikanischen Staaten 1919.
Nach H. M. Pollock und E. M. Furbush, Mental Hygiene V, Nr. 2, 1921.

Mehr ins Einzelne geht eine Veröffentlichung von E. Donaldson (1921). Diese der Abteilung für Geschlechtskrankheiten der obersten Gesundbeitsbehörde in Washington entstammende Arbeit beklagt, daß die bisherigen Statistiken über den Anteil der durch Syphilis hervorgerufenen Geisteskrankheiten in den Anstalten widersprechend und mehr oder weniger dürftig (meager) seien. Um Klarheit zu schaffen, wurde von dem Amt im Jahre 1920 bei 159 Staatsirrenanstalten über die Rolle der Syphilis für die Entstehung von Geiteskrankheiten angefragt; 115 Antworten liefen ein, 88 waren verwertbar. Eine Aussonderung nach der Hautfarbe wurde nicht vorgenommen, auch wurden Paralyse und Hirnlues nicht getrennt aufgeführt. Bei den Anstaltsinsassen (Inmates) betrug der Prozentsatz infolge von Syphilis geistig Erkrankten bei den Männern 6,2 vH, bei den Frauen 2,2 vH; bei den Anstaltsaufnahmen stellten sich die Prozentsätze auf 15,5 bzw. 6,1. Man findet hier Ziffern über eine größere Anzahl einzelner Irrenanstalten, die sehr große Unterschiede hinsichtlich der Quote der infolge von Syphilis geistig erkrankten Personen erkennen lassen. Die Höchstwerte der Aufnahmen von syphilogenen Psychosen betrugen bei den Männern 28,6 vH (Buffalo State Hospital, Staat New York), bei Frauen 13,2 vH (Traverse City State Hospital, Michigan), die Mindestwerte bei Männern 4 vH (Anna State Hospital, Illinois), bei Frauen 0,7 vH (Mount Pleasant State Hospital, Iowa). Auch innerhalb derselben Staaten zeigten die Anstaltsziffern erhebliche Verschiedenheiten, die sich nicht allein durch das Vorwiegen großstädtischer bzw. ländlicher Bevölkerung erklären lassen. So bot im Staate New York gerade die Stadt New York in ihrer großen Anstalt Wards Island (etwa 7000 Kranke) die geringste und zwar eine erstaunlich geringe Zahl wegen Syphilis aufgenommener Geisteskranker unter den Aufnahmen, nämlich nur 6 vH (Männer 4,7 vH, Frauen 7,5 vH), während die obenerwähnte, ebenfalls im Staate New York gelegene Anstalt in Buffalo 19,2 vH (Männer 28,6 vH, Frauen 8,4 vH) solcher Kranker unter den Aufnahmen aufwies. Von den übrigen 11 Irrenanstalten des Staates New York hatten 9 einen Zugang von mindestens 10 vH syphilitisch bedingter Psychosen, also wesentlich mehr als die Anstalt Wards Island. Man würde natürlich fehlgehen, wollte man daraus folgern, daß in der Stadt New York von der Bevölkerung ein so viel geringerer Teil der Menschen an Paralyse und Hirnlues erkrankt, als etwa in Buffalo. Es sind offenbar Einflüsse ganz anderer Art, die die Aufnahmezahl in Wards Island im Verhältnis zu den übrigen Krankheitsgruppen so herabdrücken. Ich erwähne dies nur, um daran zu zeigen, wie schwierig es sein kann, Statistiken dieser Art zu deuten.

Besonders wertvoll sind daher Nachforschungen, die in einzelnen Anstalten über die Häufigkeit der Paralyse angestellt wurden, da die ortsansässigen Fachärzte allein die jeweiligen Verhältnisse, die für die Krankenbewegung maßgebend sind, richtig einzuschätzen imstande sind. Glücklicherweise liegen einige Arbeiten vor, in denen auf den Vergleich zwischen Weißen und Negern Bedacht genommen wurde. Im Georgia State Sanitarium Milledgeville, Georgia, gingen nach Green in den Jahren 1909—1913 3291 Weiße und 2119 Neger zu. Paralyse fand sich bei weißen Männern in 4,5 vH, bei weißen Frauen in 1,2 vH, bei Negern in 10,2 vH, bei Negerinnen in 4,2 vH. Somit fand sich Paralyse in dieser Anstalt bei den Negern mehr als doppelt, bei den Negerinnen mehr als dreimal so häufig als bei dem entsprechenden weißen Geschlecht. In St. Louis (Barnes 1913) machten unter den Negeraufnahmen die Paralysen 9,2 vH, unter den Aufnahmen an Weißen 7,4 vH aus; Barnes folgert, die Paralyse sei im ganzen bei Negern häufiger als bei Weißen, bei Negerinnen dreimal so häufig. Hoch in New York hat auf Anregung Kraepelins, wie dieser in der 8. Aufl. Bd. 2, S. 480 (1910) seines Lehrbuchs mitteilte, eine Umfrage bei sieben größeren nordamerikanischen Anstalten veranlaßt mit dem Ergebnis, daß bei den Weißen das Verhältnis der Paralytiker unter den aufgenommenen Männern im Durchschnitt 11,2 vH, bei den Frauen 3 vH betrug, während sich bei den Negern für die Männer 28 vH und für die Frauen 8,1 vH herausstellten.

Die größere Häufigkeit der Negerparalyse spiegelt sich auch in den Ergebnissen fortlaufender Wassermannuntersuchungen, die in einigen Irrenanstalten an weißen und farbigen Zugängen angestellt wurden. So lieferte der „Routine-Wassermann" in dem gleichen Georgia State Sanitarium Milledgeville, Ga. an 3457 Aufnahmen 1917—1919 (nach einem mir freundlichst zugänglich gemachten Bericht an das Public Health Service): positives Resultat bei weißen Männern in 13 vH, weißen Frauen in 3 vH, Negern in 27 vH, Negerinnen in 24 vH. Die serologische Untersuchung von 1194 Zugängen in das Georgia State Hospital im Jahre 1915 hatte ergeben (Hindman): positive Wassermannreaktion bei weißen Männern in 6 vH, weißen Frauen in 5 vH, Negern und Negerinnen in je 16 vH. Hierbei waren nur die stark positiven Resultate berücksichtigt worden. Wassermannuntersuchungen, die an Insassen (Inmates) im East Louisiana-State Hospital for the Insane (Holbrock) gemacht wurden, zeigten größere Syphilishäufigkeit nur bei den Negerfrauen: weiße Männer 8 vH, weiße Frauen 4 vH; Neger 7 vH, Negerinnen 11 vH.

Besondere Erwähnung verdient eine Vergleichsuntersuchung von L. D. Hubbard aus dem St. Elizabeth Hospital in Washington über Paralyse an weißen und farbigen Frauen unter gleichzeitiger Anstellung der Blutreaktion bei allen weiblichen Aufnahmen, sowie sorgfältiger Liquorkontrolle. In dieser Anstalt wurden 1916—1922 1063 weiße und 551 farbige Frauen aufgenommen. Syphilis fand sich bei weißen Frauen in 5,9 vH, bei Negerinnen in 16,4 vH. Bei den als syphilitisch ermittelten Frauen war das Nervensystem von der Syphilis in Mitleidenschaft gezogen bei Weißen in 45,7 vH, bei Negerinnen in 47,5 vH, also fast völlig übereinstimmend. Der Prozentsatz der Paralysen stellte sich bei den weißen Frauen auf 1,8, bei den Negerinnen auf 6,6 vH der Gesamtaufnahmen; somit fand sich Paralyse bei Negerinnen etwa dreimal so häufig als bei weißen Frauen; dieses Verhältnis entspricht ungefähr, wenn auch nicht völlig, dem Verhältnis der Syphilishäufigkeit in beiden Gruppen. Vedder war auf Grund von 598 Untersuchungen während der Jahre 1913—1917 zu der Auffassung gelangt, daß 60—70 vH der farbigen Kranken des Washington Asylums mit Syphilis infiziert wären.

Es wäre natürlich von großer Wichtigkeit, die Häufigkeit der Negerparalyse im Verhältnis zu der Paralyse der Weißen unter Berücksichtigung der Syphilisrate beider Rassen in den verschiedenen Landesteilen zu ermitteln und die gleiche Feststellung für die Lues cerebri zu machen. Es ist für mich nicht ersichtlich, ob die Unterlagen für solche Feststellungen im einzelnen gegeben sind. Sollten sie beschafft werden können, so würden nur die mit den örtlichen Verhältnissen genauest vertrauten Ärzte und Statistiker aus ihnen brauchbare Schlüsse abzuleiten vermögen. Wie groß gerade in Amerika beim Vergleich der regionären Häufigkeit der Paralyse bei Farbigen und Weißen die Gefahr, statistische Kunstprodukte herzustellen, ist, geht sehr eindringlich hervor aus den Darlegungen von Pollock über die auffällige Feststellung, daß sich in den Nordstaaten mehr als doppelt soviel geisteskranke Neger — in Relation zur Bevölkerungsziffer der Neger — als in den Südstaaten befinden. Das scheinbare Prävalieren der Negerpsychosen in den Nordstaaten hat nach Pollock, wie bereits erwähnt, einmal seine Ursache darin, daß in den Südstaaten die Anstaltsfürsorge für Neger mangelhafter entwickelt ist als für Weiße, und daß daher zahlreiche Fälle nicht in die Anstalten gelangen, während im Norden die Aufnahmebedingungen für Neger ebenso günstig liegen als für Weiße. Ein weiterer Grund für die Häufung der Geisteskrankheiten bei den Negern im Norden im Vergleich zum Süden liegt, wie Pollock aus dem „Special Census Report of the Insane" für das Jahr 1890 zitiert, darin, daß in den Nordstaaten relativ sehr viel mehr erwachsene Neger als in den Südstaaten vorhanden sind, offenbar als Folge der fortdauernden Einwanderung erwachsener Neger in die Großstädte der Nordstaaten vom Süden her. Wie sich diese besonderen Bedingungen nun wiederum für einzelne Geisteskrankheiten, z. B. für die Paralyse auswirken, wird nur mit großer Sachkenntnis annähernd zu bestimmen sein.

c) Besonderheiten der Negerparalyse.

Über die Frage, ob sich die Paralyse der Neger durch Besonderheiten im Verlauf und in der Symptomatologie von der Paralyse der Weißen abhebt, liegen nur wenige Angaben in der Literatur vor. Aus den Mortalitätsstatistiken der U.S.A. hat Kolb entnommen, daß die paralytischen Negerinnen durchschnittlich in einem früheren Lebensalter als die paralytischen weißen Frauen sterben. Dies mag seine Ursache in dem früheren Infektionsalter der Negerinnen haben. Wie bereits erwähnt wurde, beginnen die Negerinnen schon im Kindesalter den Geschlechtsverkehr, und daher sind auch frühzeitige Infektionen mit Syphilis bei ihnen häufig. Heiraten der Negerinnen im Alter von 12—15 Jahren waren früher die Regel. Neuerdings hat sich das Heiratsalter der Negerinnen etwas verschoben, aber immerhin waren noch 1910 nur 27 vH der Negerinnen jenseits des 15. Lebensjahres unverheiratet (Du Bois). Hubbard hat das Aufnahmealter von weißen und farbigen Paralytikern beiderlei Geschlechts im St. Elizabeth Hospital in Washington zusammengestellt. Es ergab sich, daß die Mehrzahl der Fälle bei allen vier Gruppen zwischen dem 30. und 50. Lebensjahr zur Aufnahme kam. Paralysen unter 30 Jahren waren bei den weißen Männern etwas häufiger als bei den farbigen Männern, hingegen bei den weißen Frauen etwas seltener als bei den farbigen Frauen; jedoch waren unter 72 paralytischen Negerinnen auch nur drei unterhalb des 25. Lebensjahres bei der Aufnahme in die Anstalt. Ein besonders frühes Erkrankungsalter und dementsprechend ein früheres Todesalter scheint nach den Feststellungen von Hubbard bei den Negerparalysen nicht die Regel zu sein. Die Lebensdauer der Paralytiker nach Beginn der Erkrankung bot keine oder nur sehr geringe Unterschiede. Die größere Mehrzahl aller weißen und farbigen männlichen und weiblichen Paralytiker starb innerhalb der drei ersten Jahre nach der Aufnahme in die Anstalt.

Hubbard hat auch vergleichsweise die Häufigkeit der Remissionen untersucht.
Entlassungsfähig wurden von den weißen Frauen 4 vH, von den farbigen Frauen
5 vH, von den weißen Männern 8 vH, von den farbigen 3 vH. Im St. Elizabeth-
Hospital werden die häuslichen Verhältnisse sorgfältig in Rechnung gezogen,
bevor man Kranke entläßt. Es mag sein, daß man sich aus sozialen Erwägungen
häufiger dazu entschließen konnte, weiße Paralytiker zu entlassen als farbige,
und daß sich hieraus das Plus der zur Entlassung gekommenen weißen Paralytiker
erklärt. Bei den Frauen trat ein Unterschied zuungunsten der Negerinnen nicht
hervor. Weitere katamnestische Erhebungen sind offenbar unterblieben. Barnes
gibt 13 vH Remissionen bei Negern an, eine Zahl, wie sie ja auch bei weißen
Paralytikern an verschiedenen Orten ermittelt wurde.

Von verschiedenen Autoren wird angegeben, daß bei den Negern die einfach
dementen Formen prävalieren. Green sagt, von Beginn an sei bei den Negern
die einfach demente Form sehr viel häufiger als die expansive und die depressive.
Nach Barnes findet sich die einfach demente Form bei Negern in 69vH der Fälle.
Auch Hubbard betont, daß erregte und verwirrte Formen bei Weißen erheblich
öfter vorkommen. Hubbard fand 27,7 vH erregte Paralysen bei Weißen gegenüber nur 8,3 vH bei Negern, 39 vH verwirrte Paralysen bei Weißen gegenüber
25 vH bei Negern. Aus den Ausführungen von Hubbard geht hervor, daß jedoch
auch bei Negern depressive und katatone Formen vorkommen können.

Barnes behauptet, daß Halluzinationen bei paralytischen Negern doppelt
so häufig vorkommen als bei Weißen (39,6 vH : 17,3 vH). Die Halluzinationen
seien meist mystisch religiösen Inhalts. Die hohe Zahl von 17,3 vH halluzinie-
renden weißen Paralytikern muß daran denken lassen, daß Barnes neben echten
Halluzinationen auch illusionäre Verfälschungen, Konfabulationen über Sinnestäuschungen usw. einbezogen hat. Der von Barnes beobachtete Unterschied in
der Häufigkeit von Sinnestäuschungen im weiteren Sinne zwischen Weißen und
Negern wird jedoch durch diesen Vorbehalt nicht berührt.

Hinsichtlich neurologischer Symptome macht Barnes einige Zahlenangaben.
Bei Negerparalysen fand sich Anisokorie in 15 vH, Lichtstarre in 58 vH, Fehlen
der konsensuellen Reaktion in 63 vH. Die P.S.R. fehlten in 38 vH. Die relative
Häufigkeit der Beteiligung der Hinterstränge bei den Negerparalysen verdient
Beachtung im Hinblick auf die Behauptung, die Tabes sei bei den Negern sehr
viel seltener als bei den Weißen.

Soweit die wenigen vergleichenden Untersuchungen, die vorliegen, ein Urteil
gestatten, scheint hinsichtlich des Erkrankungsalters und des Verlaufs kein
wesentlicher Unterschied zwischen den Paralytikern der weißen und der farbigen Rasse zu bestehen. Symptomatologisch ist das Überwiegen der einfach
dementen Form, sowie das häufigere Vorkommen von Sinnestäuschungen bei
den Negern festgestellt worden.

## 4. Cerebrospinale Syphilis.

Klinisch manifeste Formen der cerebrospinalen Syphilis sind bei Negern häufiger als bei Weißen. Fox (1908) ermittelte in der Nervenklinik des Johns Hopkins
Hospitals in Baltimore während eines Zeitraumes von 9 Jahren 15 Fälle von
cerebrospinaler Syphilis unter 990 Weißen und 41 Fälle von cerebrospinaler Sy-

philis unter 739 Negern. Danach errechnete Fox die Häufigkeit der cerebrospinalen Syphilis der Neger im Verhältnis zu der der Weißen mit 366 : 100. Auch Hazen hebt hervor, die Neger würden öfter von cerebrospinaler Syphilis befallen als die Weißen. Musser und Bennett fanden bei Obduktionen im Krankenhaus in Philadelphia nur zweimal soviel Weiße mit Lues cerebrospinalis als Neger, während bei den Gesamtaufnahmen des Krankenhauses die Zahl der Weißen das Vierfache der Neger betrug; diese Beobachtung spricht also für das doppelt so häufige Vorkommen der Lues cerebrospinalis bei Negern.

Ähnliche Verhältnisse ergeben sich aus den statistischen Erhebungen der Irrenanstalten über den Anteil, den die Fälle von Lues cerebri unter den Aufnahmen und den Insassen ausmachen (vgl. die Tabellen auf S. 25). Unter den Aufnahmen in die Irrenanstalten des Jahres 1922 betrug die Gruppe Hirnlues bei Negern 4 vH, bei Weißen 1 vH, unter den Anstaltsinsassen nach dem Stand vom 1. I. 1923 bei Negern 2,3 vH, bei Weißen 0,6 vH. Die Neger mit Hirnlues sind also viermal so stark vertreten als die Weißen mit Hirnlues. Verglichen mit den Paralyseziffern der gleichen statistischen Erhebungen erscheint die Zahl der Hirnsyphilitiker im Vergleich zu der der Paralytiker bei den ·Negern besonders groß, weit größer als sich diese Relation bei den Weißen stellt. Unter den Aufnahmen ist bei den Negern die Paralyse nicht ganz dreimal, hingegen bei den Weißen mehr als achtmal so häufig als die Hirnsyphilis. Unter den Anstaltsinsassen sind die Paralytiker bei den Negern nicht einmal doppelt so häufig, bei den Weißen sechsmal so häufig als die Hirnsyphilitiker. Im Staate New York wurde im Berichtsjahr 1923/24 bei den Erstaufnahmen bei den Weißen, aber auch besonders bei den Negern im Vergleich zur Paralyse die Diagnose Lues cerebri sehr viel seltener gestellt; Paralyse zu Lues cerebri stellte sich bei Negern wie 17,7 : 1,3, bei Weißen wie 11,5 : 0,7. Die Lues cerebri tritt also neben der Paralyse bei den Negern im Staate New York nicht nennenswert stärker hervor als bei den Weißen.

Zimmermann (1921), der das poliklinische Material der Syphilisabteilung des Johns Hopkins Hospitals in Baltimore durchmustert hat, fand ungefähr gleiche Ziffern für beide Rassen: 18,5 vH bei Weißen, 17,5 vH bei Negern. Basale Meningitis mit Nervenlähmungen sowie Konvexitätsmeningitis kommt nach Zimmermann beiderseits ungefähr gleich oft, Endarteriitis etwas öfter bei Negern vor. Die Ziffern von Zimmermann sind zum Teil aus frühsyphilitischen Fällen gewonnen worden.

Um die Ermittlung okkulter Syphilis mittels Liquoruntersuchungen bei Negern im Vergleich zu Weißen hat sich Moore bemüht. Moore fand Liquorveränderungen bei 60 von 377 weißen Syphilitikern = 15,9 vH, bei 22 von 265 farbigen Syphilitikern = 8,3 vH. Liquorveränderungen fanden sich somit bei Weißen fast doppelt so oft als bei Negern. Das Material setzte sich aus allen Stadien der Syphilis, aus manifesten und latenten Formen, zusammen. Fälle mit neurologischen oder psychischen Störungen, die auf eine syphilitische Erkrankung des Nervensystems hinwiesen, wurden in die Statistik nicht einbezogen. Musser und Bennett untersuchten den Liquor bei einer kleinen Gruppe von Syphilitikern mit Aortenerkrankung: von 12 Negern hatten zwei, von 18 Weißen vier Liquorveränderungen; also erwies sich auch hier der Liquor bei den Weißen etwas häufiger in Mitleidenschaft gezogen.

## 5. Tabes dorsalis.

Eingehende Spezialuntersuchungen über die Tabes bei den Negern scheinen nicht in größerem Maßstabe angestellt worden zu sein.

Thomas (zit. bei Lucke) fand im Johns Hopkins Hospital in Baltimore in den Jahren 1889—1898 unter 111 Fällen von Tabes fünf Neger. Nach einer Mitteilung von Fox (1908) wurden in der Nervenklinik des Johns Hopkins Hospitals in Baltimore in einem Zeitraum von 9 Jahren unter 990 Weißen neun, unter 739 Negern sieben Fälle von Tabes aufgenommen. Fox errechnete hieraus für die Tabes das Verhältnis 104 bei Negern : 100 bei Weißen. Danach wäre die Tabes ungefähr gleich häufig bei beiden Rassen. Die Zahlen sind jedoch so klein, daß sie nicht viel besagen. Von einem sehr erheblichen Überwiegen der Tabes bei den Weißen, ermittelt an dem Krankenmaterial der Syphilisabteilung der Poliklinik des Johns Hopkins Hospital in Baltimore, berichtete Zimmermann im Jahre 1921: Unter 893 Weißen 94 Fälle, unter 950 Negern nur 14 (11 Männer, 3 Frauen) Fälle von Tabes. Hecht hat im Jahre 1903 vier Fälle von Tabes bei Negern veröffentlicht, und es ist ersichtlich, für wie selten die Tabes bei den Negern gehalten wird, daß solche Fälle eigens publiziert werden. Hecht hebt dies auch ausdrücklich hervor. Die Fälle von Hecht waren alle nicht reinblütig und hatten auffallenderweise sämtlich Opticusatrophie. Hecht erörtert die Möglichkeit, daß doch vielleicht die Tabes etwas häufiger bei Negern vorkomme als im allgemeinen angenommen würde, und er denkt daran, daß die mit Amaurose beginnenden Fälle, weil diese meist keine Ataxie bekommen, übersehen würden. Im gleichen Jahr hat Collins (zit. bei Lucke) berichtet, daß sich unter 140 Tabesfällen seiner Beobachtung vier Neger und eine Negerin befunden haben. Ferner hat Hummel 1911 einen Fall von Tabes bei einer angeblich reinblütigen Negerin mitgeteilt, die auch infolge Opticusatrophie erblindet war. Diese Kranke wurde in New Orleans beobachtet, und Hummel betonte, er habe nicht mehr als zwei bis drei reinblütige tabische Neger bisher überhaupt zu sehen bekommen. Bei Mulatten komme Tabes häufiger vor, aber auch bei ihnen viel seltener als bei Weißen.

B. Lucke (1916) zählte unter 250 von ihm beobachteten Fällen von Tabes im Allgemeinen Krankenhause in Philadelphia 13 Neger und eine Negerin. Inwieweit diese Fälle reinrassig waren, wagte Lucke nicht zu entscheiden. Sieben Fälle hatten Sehstörungen. Bei einem Neger verschwand die Ataxie, nachdem infolge von Opticusatrophie Erblindung eingetreten war. Lucke warf die Frage auf, ob die Seltenheit der Negertabes nicht darauf beruhen könne, daß die Neger eine relative natürliche Immunität gegenüber gewissen zur Tabes führenden neurotropen Spirochätenstämmen besitzen könnten. Für die Seltenheit der Negertabes spricht auch, daß Musser und Bennett (1924) ebenfalls im Allgemeinen Krankenhause in Philadelphia unter 50 Leichen von Tabikern nur drei Neger fanden, also N. : W. = 1 : 16, während sich das durchschnittliche Verhältnis der Aufnahmen bei Negern und Weißen wie 1 : 4 verhielt.

Im übrigen begegnet man sehr oft der Angabe, die Tabes sei bei Negern ganz außerordentlich selten; es wird sogar behauptet, bei Vollblutnegern komme die Tabes überhaupt nicht vor.

Im Hinblick darauf, daß sich bei Negern die Paralyse soviel häufiger und die Hirnlues zum mindesten nicht seltener als bei Weißen findet, ist dieses anscheinend gegensätzliche Verhalten der Tabes höchst merkwürdig. Es wäre von der größten Wichtigkeit, die Sachlage eingehend zu erforschen. Man hat der Frage anscheinend bisher noch nicht die Aufmerksamkeit geschenkt, die sie verdient. Möglicherweise werden sich die Dinge bei gründlicher Prüfung doch etwas anders herausstellen. Sollte sich aber auf Grund erweiterter Erfahrungen diese Divergenz tatsächlich bestätigen, so könnten daraus für die Pathogenese der Tabes und für ihre Beziehungen zur Paralyse sich wichtige Fragestellungen ergeben.

## IV. Eigene Untersuchungen über Paralyse und Lues cerebri bei nordamerikanischen Negern.

Im St. Elizabeth Hospital in Washington bat ich darum, die Neger, die wegen Paralyse und sonstiger syphilitischer Erkrankungen des Nervensystems sich in der Anstalt befanden, untersuchen zu dürfen. Meiner Bitte wurde bereitwilligst entsprochen. Die Untersuchung wurde sehr erleichtert durch die vorzüglich geführten Krankengeschichten, die auch über das Verhalten von Blut und Liquor in jedem Falle Auskunft gaben und durch die persönliche Unterstützung seitens der Anstaltsärzte, die besonders für die sprachliche Verständigung überaus wertvoll war. Die Neger sprechen in der Regel ein unreines und dadurch auch für den mit der Sprache leidlich vertrauten Fremden nicht immer leicht verständliches Englisch. Gesellt sich, wie dies bei der Mehrzahl der Kranken der Fall war, dazu noch eine paralytische oder sonstwie bedingte Sprachstörung, so ist es kaum möglich, ohne Hilfe zum Ziel zu kommen.

Zur Untersuchung gelangten 35 Neger und 16 Negerinnen. Unter den 35 Negern waren 25 Fälle, unter den 16 Negerinnen 11 Fälle, bei denen über die Diagnose Paralyse kein Zweifel bestehen konnte.

Die ersten Paralytiker, mit denen ich mich befaßte, schienen sich mir durch das ungewohnte äußere Bild und durch die fremde Sprache wesentlich von den heimischen Paralytikern zu unterscheiden. Nachdem aber der erste Eindruck des Fremdartigen überwunden war, kam das vertraute Bild der Paralyse zum Vorschein. Sehr bald genügte wie zu Hause meist ein Blick auf den eintretenden Kranken, um ihn als Paralytiker zu erkennen. Diese Erfahrung brachte mir so recht wieder zum Bewußtsein, in welchem Grade die Paralyse die Individualität vernichtet, indem sie so heterogene Menschentypen dermaßen nivelliert.

Um zuerst von den reinen Fällen von Paralyse zu sprechen, so war über die Familienverhältnisse der Kranken nur wenig bekannt. In einem Falle war vermerkt, der Vater sei Alkoholist gewesen; in einem anderen, bei einer 40 jährigen Paralytica, hieß es, der Vater sei mit 69 Jahren an „Paralyse" gestorben. Selbst das Lebensalter der Kranken stand nicht aktenmäßig fest, sondern wurde nach dem Aussehen geschätzt, bzw. nach den bei diesem Krankenmaterial natürlich unzuverlässigen Angaben der Kranken angenommen. Daher fanden sich auch für den einzelnen Kranken öfters widersprechende Lebensalter in den Krankengeschichten; so hieß es bei einem Kranken bald er sei 55, bald er sei 69 Jahre alt, und bei einem anderen Falle war der Abstand in den Angaben noch größer: 56 und 77 Jahre. Als ausgesprochen hellfarbige Mulatten habe ich fünf Fälle notiert. Selbst dreifache Blutvermischung kam vor: ein Kranker erklärte, sein Vater sei Weißer gewesen, seine Mutter sei von einem Indianer mit eine Negerin gezeugt

worden. Einmal war Alkoholismus, einmal Malaria (mit 16 Jahren; ein Jahr vor
der syphilitischen Infektion) und einmal Pocken (in der Kindheit durchgemacht
bei einer jetzt 64jährigen stationären Paralyse) vermerkt. Von den 25 männlichen Paralysen hatten elf die syphilitische Infektion zugegeben, bei einem weiteren Kranken lag eine suspekte Anamnese vor. Bei 13 Kranken war die Infektion in Abrede gestellt worden oder man konnte eine brauchbare Auskunft nicht
erhalten. Bei den weiblichen Paralysen fiel die Luesanamnese durchweg negativ
aus. Über die Art des Beginns der paralytischen Erkrankung und über die Dauer
der Störungen vor der Aufnahme in die Anstalt fehlten auch meist zureichende
Notizen. Von Interesse ist, daß auch bei Negerparalysen dem eigentlich psycho-
tischen Zustand für längere Zeit ein neurasthenisches Vorstadium vorausgehen
kann. Dies war der Fall bei einem 32jährigen Kranken, der schon zwei Jahre,
bevor die Paralysediagnose eindeutig wurde, wegen allgemeiner Klagen: Kopfschmerzen, Müdigkeit, Magenbeschwerden und Schlaflosigkeit, Aufnahme in die
Anstalt suchte. Intellektuelle Abschwächung ließ sich damals nicht nachweisen,
jedoch bestand schon Pupillenstarre, Tremor und eine suspekte Sprache; der
Liquorbefund war paralytisch. Der Kranke wurde wieder entlassen und ist später
typisch paralytisch verblödet. Den äußeren Anlaß zur Einschaffung gab meist
Verwahrlosung: „Wurde umherirrend aufgegriffen“, außerdem Versagen bei
der Arbeit, paralytische Anfälle, relativ selten Erregungszustände. Ein Fall
war im Strafvollzug, in den er wegen Alkoholschmuggels gekommen war, erkrankt.

Von den von mir untersuchten 25 männlichen Paralysen gehörten 20 der einfach dementen Form an; fünf Kranke zeigten die expansive Form der Paralyse,
waren erregte, zeitweise verwirrte Kranke, zum Teil mit Größen-, zum Teil auch
mit Verfolgungsideen. Auch mehrere unter den ruhigen Kranken äußerten vorübergehend entweder im Beginn oder im Verlauf der Erkrankung Größenideen
oder ängstliche Wahnvorstellungen, keiner Kleinheitsideen, Selbstvorwürfe oder
hypochondrische Wahnbildungen. Gehörstäuschungen wurden von sieben Kranken angegeben. Meist traten sie nur zu Anfang der Erkrankung hervor und hatten
einen religiös visionären Charakter: die Kranken hörten Stimmen von Gott,
Jesus, von Teufeln und Engeln und hatten entsprechende optische Erscheinungen;
die verstorbenen Eltern ermahnten sie, fromm zu sein und zu beten; einem Kranken war Jesus erschienen, der wundervolle Augen hatte und Bibelsprüche sprach.
Einem anderen Kranken war Jesus erschienen und hatte ihm gesagt, wie er es
machen müsse, um viel Geld zu verdienen; ein Kranker machte während eines
Verwirrtheitszustandes Angaben, die auf Stimmen hindeuteten. In keinem Falle
habe ich mich bei den längere Zeit hindurch angeblich bestandenen Sinnestäuschungen mit Sicherheit davon überzeugen können, daß es sich um echte
Sinnestäuschungen gehandelt hat. Ein Kranker glaubte, er werde elektrisiert,
er habe in der linken Seite einen kleinen Bruder in sich, den er miternähren
müsse.

Unter den elf weiblichen Paralysen befanden sich zwei juvenile Fälle und ein
stationärer Fall. Von den acht verbleibenden Fällen waren nur drei als einfach
demente Kranke zu bezeichnen; fünf Kranke hatten längere Phasen von Erregung mit megalomanischer, depressiver oder paranoider Färbung. Bei drei
weiblichen Kranken fanden sich Gehörstäuschungen vermerkt, über die, als ich

die Kranken untersuchte, nichts mehr zu ermitteln war, die jedoch bei diesen Fällen aller Wahrscheinlichkeit nach wirklich vorgelegen hatten, nicht nur vorgetäuscht waren.

Um einen Einblick in das Gefühlsleben und in die Vorstellungswelt der paralytischen Neger zu geben, möchte ich eine Anzahl von Wahnideen mitteilen, die von meinen Fällen geäußert worden waren.

*Größenideen*: Besitzt Trillionen Dollars, Goldminen, höchste Fähigkeiten. Hat tausend Millionen Dollars durch Alkoholschmuggel, eine Million durch Lichtbilder verdient. Ihm gehört die ganze Welt. Alles Geld der Welt gehört ihm. Gras, das er sät, kann er in drei Wochen ernten. War 40 Jahre lang Präsident, hat 9000 Billionen, hatte vor 19 000 Jahren schon viel Geld, hat in der letzten Nacht 150 Weiber gehabt. War der erste Mensch, der geboren wurde, baute das erste Haus, baute die Brooklynbrücke. Ist Präsident der U.S.A., ist der klügste Neger, klüger als die meisten Weißen, ist der beste Kutscher, weiß nicht, warum er nicht Kutscher im Whitehouse ist (Palais des Präsidenten). Hat 88 000 Deutsche im Krieg getötet; seine Kanone hat 800 Meilen weit geschossen. Hat mit dem Präsidenten gefrühstückt. Ist Christus und Präsident, hat 4000 Dollar. Ist King George, sieht über 12 Meilen, kann über Millionen und Trillionen Meilen hinsehen, seine Frau ist das reichste Weib, kann mit der großen Zehe ein Haus fortschieben. Ißt von Goldtellern, alle Aeroplane gehören ihr. Hat 5 Millionen Dollar, ist Mutter des Präsidenten, hat 2 Millionen Dollar.

*Verfolgungsideen*: Fühlt sich verfolgt und bestohlen von Negern und Juden. Ist das Opfer eines Komplottes. Wurde verfolgt und niedergeschlagen. Fürchtet, gefoltert zu werden. Wurde viermal in den Kopf geschossen, aber sein Gehirn ist so stark, daß er nicht verletzt wurde.

Was die körperlichen Störungen angeht, so fand sich isolierte Lichtstarre bei den Männern in 18, Lichtstarre mit Beeinträchtigung der Konvergenzreaktion in sechs Fällen; in einem Fall war das Pupillenspiel ungestört. Bei den Frauen lag Lichtstarre in sieben Fällen, mit Beeinträchtigung oder Fehlen der Konvergenzreaktion bei den übrigen vier Fällen vor. Die Patellarsehnenreflexe waren bei den Männern lebhaft in 19, abgeschwächt in 4, fehlend in 2 Fällen, bei den Frauen ausnahmslos lebhaft.

Artikulatorische Sprachstörung war fast durchweg sehr ausgeprägt; nur einer unter den 25 Männern ließ sie vermissen. Bemerkenswert ist, daß auch bei den übrigen relativ noch wenig geschädigten Kranken auffallend oft schon ein weitgehender Verfall der Sprache eingetreten war. Bei den weiblichen Paralysen war die gleiche Beobachtung zu machen.

Tremor der Hände und der Zunge, Beben und Flattern der Lippen, Mitbewegungen beim Sprechen ließen sich gleichfalls mit großer Regelmäßigkeit feststellen. Gangstörung und Spasmen, sowie bei älteren Fällen Contracturen waren auch bei den Negerparalysen etwas ganz gewöhnliches.

Die Liquorbefunde gaben in der Regel das für Paralyse charakteristische Bild.

Da in der deutschen Literatur sich keine Kasuistik über Negerparalysen findet, mag es angezeigt erscheinen, einige Fälle kurz zu skizzieren. Der Leser wird dadurch ohne weiteres und in überzeugender Weise erkennen, wie sehr die Paralyse der Neger der der Weißen ähnelt und wie die verschiedenen Formen, die wir zu sehen gewohnt sind, sich auch bei den Negern finden.

## 1. Männliche Neger-Paralysen.

### a) Einfach demente Form.

Harry H., Arbeiter, 38 Jahre alt. Aufgenommen 15. XI. 1923.

Schanker mit 20 Jahren. Über Entwicklung der Krankheit nichts bekannt. Wurde nachts umherirrend aufgegriffen. Gibt an, sich seit einigen Wochen schlecht zu fühlen, wurde sehr nervös, so daß es ihn schüttelte. Faßt schwer auf. Ist zeitlich und örtlich orientiert. Schlechtes Gedächtnis. Versagt bei etwas schwierigen Intelligenzfragen. R/L. 0, R/C. +. P.S.R. gesteigert. Tremor. Sprachstörung. Weiterhin rasche Verblödung, Zunahme der Sprachstörung, Gang wird immer unsicherer. Mai 1924 nicht mehr orientiert, völlig verstumpft. Keine emotionell auffälligen Phasen, keinerlei Wahnideen. Jetzt (April 25) tief verblödet, lallt vor sich hin, faßt kaum etwas auf.

Blut: Wa. + + + +. Liquor Wa.R. + + + + (0,2), 35 Zellen. Nonne: + +. Gold: 5555544210.

Typischer schneller paralytischer Verfall zu tiefster Verblödung ohne episodisches Hervortreten sonstiger psychotischer Erscheinungen.

### b) Anfallsparalyse.

Arthur K., Schneider, 32 Jahre alt. Aufgenommen 7. III. 1923.

Lues zugegeben. Wechselnde Angaben über Zeitpunkt der Infektion. Keine objektive Anamnese. Soll einmal geäußert haben, Gott spreche zu ihm. Fühlt sich seit Ende 1922 krank, hatte öfters Anfälle, wurde schwach und bekam Sprachstörung. Bei der Aufnahme ruhig, stumpf. Antwortet einsilbig. Weiß Tag und Monat nicht. Zeitliche Widersprüche. Gedächtnis mangelhaft. Bei Intelligenzprüfung versagt er fast völlig. R/L. 0, R/C. +. P.S.R. gesteigert. Tremor manuum. Artikulatorische Sprachstörung. 31. VII. und auch späterhin paralytische Anfälle. Malariabehandlung. Weiterer langsamer Fortschritt der Verblödung. Zeitweise etwas gereizt. Meist stumpfe Euphorie.

Jetzt (April 25): Weit vorgeschrittene Demenz. Faßt nur einfachste Aufforderungen, wie die Hand zu geben, auf. Ist ruhig und stumpf. Sprache unverständlich.

Blut: Wa. + + + +. Liquor Wa.R. + + + + (0,2), 22 Zellen, Nonne: + + +, Gold: 5555421000.

Bei diesem Kranken stellten sich schon zu Anfang der Erkrankung paralytische Anfälle ein und sie kehrten auch in ihrem Verlauf öfters wieder.

### c) Expansive Form.

George F. B., Arbeiter, 43 Jahre alt. Aufgenommen 15. XI. 1922.

Infektion negiert. Wurde ängstlich umherirrend aufgegriffen. Nach der Aufnahme durch mehrere Monate sehr erregt, griff an. Unruhe bei Tag und Nacht. Äußerste Größenideen: alles Geld der Welt gehöre ihm; Gras, das er säe, könne er in 3 Wochen ernten. Auch späterhin meist erregt, wenn auch in geringerem Grade. Anfangs gab er noch ganz gut über Personalien Bescheid, später ging er geistig immer mehr zurück, gab unsinnige Daten und verlor ganz die Fähigkeit zu rechnen. Stimmung fast immer euphorisch. Keine Sinnestäuschungen. R/L. 0, R/C. +; P.S.R. lebhaft. Tremor. Sprachstörung.

Jetzt (April 25): Schwere Auffassungsstörung. Antwortet beziehungslos und zerfahren. Ist leicht erregt, euphorisch, schwätzt vor sich hin.

Blut: Wa. + + +. Liquor Wa. + + + + (0,2), 113 Zellen, Nonne: + +. Gold: 5555432100.

Das gewohnte Bild der erregten Paralyse mit heiterer Stimmungslage und Größenideen.

### d) Tabesparalyse.

James H. O., Kutscher, Alter 55 Jahre (?). Aufgenommen 8. XII. 1920.

Über Vorgeschichte nichts zu erfahren. Sein Vater sei als Sklave verkauft worden, als er 6 Jahre alt war. Ging nicht zur Schule. Macht selbst ganz ungeordnete und wechselnde Angaben über seine Vergangenheit. Weiß bei der Aufnahme, daß er in einem Hospital ist, aber nichts Näheres. Zeitlich völlig unklar. Gedächtnis und Merkfähigkeit schwer gestört. Kein Krankheitsgefühl. Gesprächig.

Pupillen verzogen, reagieren sehr wenig auf L. und C. P.S.R. fehlen. Romberg +. Amaurose infolge Opticusatrophie. Tremor der Hände und Zunge. Artikulatorische Sprachstörung.

Verlauf: Sitzt stumpf und untätig da. Anfänglich bisweilen delirant, handelt so, als ob er auf dem Wagen fährt, ruft den Gäulen zu. Wird später stuporös, läßt unter sich. Liegt jahrelang im Bett, gibt nur unartikulierte Laute von sich.

Jetzt (April 25): Liegt im Bett, nimmt keine Notiz. Konvulsionen des rechten Armes. Pupillen absolut starr. P.S.R und A.S.R. fehlen. Keine Hypotonie nachweisbar. Pat. spannt die Muskulatur bei passiven Bewegungen an.

Blut: Wa. + + + +. Liquor Wa.R. + + + +, Zellen (?), Nonne: + +, Gold: 4003331000.

Ob die Tabes schon vor dem Beginn der Paralyse bestand, konnte nicht ermittelt werden; es ist aber zu vermuten, da schon bei der Aufnahme Opticusatrophie vorlag. Die zeitweise zur Beobachtung gelangten Gesichtstäuschungen dürften wohl mit der Amaurose in Beziehung stehen. Der bei Tabesparalyse in der Regel verlangsamte Verfall tritt auch bei dieser Tabesparalyse eines Negers zu Tage.

## 2. Weibliche Neger-Paralysen.

### a) Einfach demente Form.

Alberta D., Dienstmädchen, 29 Jahre alt. Aufgenommen 8. XII. 1922.

Über geschlechtliche Beziehungen nichts bekannt, war solid und arbeitsam. Verändert seit November 1922. Wurde gereizt und schwierig. Sprache wurde undeutlich, die Lippen zitterten, konnte nicht mehr arbeiten. Bettelte auf der Straße. Bei der Aufnahme gab sie kaum Antwort, saß vor sich hin murmelnd da, nestelte an ihrer Kleidung. Wußte nicht, wo sie war. Jahr und Monat war ihr unbekannt. Schlechter Ernährungszustand. Pupillen different, verzogen. R/L. links abgeschwächt, rechts prompt. P.S.R. lebhaft. Sprachstörung. Später stets das gleiche unzugängliche Verhalten.

Jetzt (April 25): Tief verblödet, starrt verständnislos vor sich hin. Sie sieht bei Fragen auf, gibt aber keine Antwort und befolgt keine Aufforderung.

Beide Pupillen jetzt lichtstarr.

Blut: Wa. + + + +. Liquor Wa. + + + + (0,2), 21 Zellen, Nonne: + +. Gold: 5554321000.

Typischer progredienter Schwachsinn ohne Wahnbildung, ohne episodische Erregungszustände.

### b) Stationäre Paralyse (paranoid-halluzinatorisch).

Sarah J., früher Wäscherin, 64 Jahre alt (?). 1. Aufnahme 10. V. 1916. Alter wurde damals mit 55 angegeben.

Seit einem Jahre im Anschluß an ein Delikt, das ihr Sohn begangen hatte, verändert. Glaubte, sie werde verfolgt von Detektiven, die sie stechen und brennen, werde im Kopf und in den Gliedern elektrisiert. Dies geschehe, um sie zu veranlassen, das Versteck ihres Sohnes, der geflüchtet war, zu verraten. Bei der Aufnahme etwas ängstlich und deprimiert. War geordnet und gab verständige Auskunft. Wußte über die wichtigeren Daten Bescheid. Redete zusammenhängend. Gedächtnis war mangelhaft. Freundliches, höfliches Wesen. Pupillen schienen anfangs etwas langsam zu reagieren, später war Reaktion normal. Sehnenreflexe gesteigert. Sprache etwas häsitierend. Während der Beobachtung ruhig, euphorisch, unauffällig. War sauber, hielt ihre Sachen in Ordnung, arbeitete aber nichts. Sprachstörung nahm zu. April 1918: Fühlt sich von verschiedenen Häusern aus beobachtet. Ein Mann klettere auf das Dach der Speisehalle, werfe ihr Drähte über die Beine, die elektrisch seien und sie am Gehen hindern. Nie erregt, stets gleichmäßig freundlich. Wurde häufig beurlaubt und im April 1920 nach Hause entlassen.

1916. Blut: Wa. + +. Liquor: + +, 42 Zellen, Nonne: + +.

1919: Liquor: + +, 10 Zellen, Nonne: + +. Gold: 1122000000.

2. Aufnahme: 14. I. 1925.

Scheint in der Zwischenzeit meist ruhig und traitabel gewesen zu sein. In der letzten Zeit beklagte sie sich darüber, daß ihr Sohn sie mißhandle und bestehle. Sie aß 3 Tage nichts, lief nachts davon. Dann äußerte sie, die Schwiegertochter und deren Kinder brennen in der Hölle, weil sie sie mißhandelten. Die Kinder sprachen mit ihr durch die Luft, besuchten sie, konnten aber nicht herein. Sie habe die Macht, Himmel und Hölle zu besuchen, tue Wunder durch Jesus, der sie bat, sie zu heiraten. Hörte Gottes Stimme, unterhielt sich mit Jesus.

Im Hospital ruhig, zugänglich, heiterer Stimmung. Natürliches Wesen. Nichts Schizophrenes. Einigermaßen orientiert. Geringe Kenntnisse. Urteilsschwach. Spricht mit ihren Stimmen aus dem Fenster. Will in den Himmel, wo ein Haus für sie gebaut wird. Hat 75 Millionen Dollars.

Rechte Pupille jetzt völlig, linke fast völlig lichtstarr. P.S.R. lebhaft. Leichte Sprachstörung.

20. I. 1925: Blut: Wa. +, Liquor: Wa. 0, 3 Zellen, Gold: normale Kurve.

Bemerkenswert ist bei dieser Kranken das Hervortreten paranoid-halluzinatorischer Elemente. An der syphilitischen Bedingtheit der Krankheit dürfte kein Zweifel sein. Bei der ersten Aufnahme bestanden Liquorveränderungen, die sich allmählich zurückbildeten, während der Blutwassermann bestehen blieb. Im Laufe der Jahre hat sich eine Pupillenstarre entwickelt. Wenn während des ersten Aufenthaltes der Kranken in der Anstalt noch die Möglichkeit erwogen wurde, daß es sich um eine Hirnlues handeln könnte, so wird wohl jetzt im Hinblick auf die Euphorie, die Größenideen, die Sprachstörung die Annahme einer stationären, bzw. sehr langsam progredienten Paralyse die größere Wahrscheinlichkeit für sich haben.

### c) Juvenile Paralyse.

Gwendolin G., Mulattin, 11 Jahre alt. Aufgenommen 21. III. 1919.

Vater lebt, anscheinend gesund, Mutter im Wochenbett gestorben. Mehrere Geschwister klein gestorben. Nach der Geburt kräftig und gesund. 6 Monate von der Mutter genährt. Fing mit einem Jahr an zu laufen und zu sprechen. Entwickelte sich weiterhin ganz normal. Mit 5 Jahren in die Schule, blieb bis zum 9. Jahre, aber immer in der untersten Klasse. Verstand nicht viel, spielte wie ein kleines Kind. Vor 2 Jahren wegen Unfähigkeit aus der Schule entlassen. Vor 1 Jahr ließ sie den Kopf hängen und der Gang wurde unsicher.

Bei der Aufnahme sehr dement, gibt Namen und Alter an, versagt im übrigen; kann die Situation nicht beurteilen, erkennt aber die Pflegerin als solche. Wenn allein, schwätzt sie Unverständliches vor sich hin. Pupillen absolut starr, P.S.R. gesteigert. Erhebliche Ataxie. Artikulatorische Sprachstörung. Im Verlauf kaum eine Veränderung bis 1922. Dann Verschlechterung, wurde bettlägerig, mußte gefüttert werden, zerriß alles, was ihr in die Hände kam. Danach eine Zeitlang wieder besser. Keine Anfälle.

Jetzt (April 1925): Tiefste Verblödung. Wehrt ab, sträubt sich gegen Untersuchung. Ataktisch. Muß gefüttert werden. Mit Ausnahme erweiterter Schläfenvenen keine Stigmata der kongenitalen Lues.

Blut: Wa. + + + +, Liquor: Wa. + + + + (0,2), 35 Zellen, Nonne klar. Gold: 555541100.

Wie so häufig bei der juvenilen Paralyse der weißen Rasse, sehen wir auch hier die Erkrankung sich auf einen angeborenen oder früherworbenen Schwachsinn aufpfropfen, der bei der Einschulung offenkundig wurde. Auch der protrahierte Verlauf ist ganz typisch. Schließlich sei die absolute Pupillenstarre hervorgehoben, von der wir ja wissen, daß sie sich bei der juvenilen Paralyse unserer Rasse häufig findet, während bei der Paralyse auf Grund erworbener Syphilis meist isolierte Lichtstarre vorliegt.

### 3. Zweifelhafte Paralysen mit paranoid-halluzinatorischem, bzw. schizophrenem Einschlag.

Bei den Männern und bei den Frauen fand sich nun weiterhin eine Anzahl von Kranken, die mehr oder weniger paralyseverdächtig erschienen, bei denen ich mich jedoch nicht ohne Weiteres zur Einordnung in die Paralysegruppe entschließen konnte. Die Fälle waren miteinander durch gewisse gemeinsame Züge verbunden, und zwar durch paranoide, bzw. paranoid-halluzinatorische Störungen, meist auch durch ein mehr oder weniger stark ausgeprägtes schizophrenes Gebahren. Bei allen Fällen, bei denen überhaupt die Paralysediagnose Schwierigkeiten bot, lagen diese besonderen Symptomgruppierungen vor. Bei den Männern waren vier Fälle, bei den Frauen drei Fälle hierdurch gekennzeichnet. Wir sind ja gewohnt, solche Fälle auch bei uns zu sehen. Aber sie begegnen uns doch recht selten. Ob es sich um ein Spiel des Zufalls handelte, daß bei den Negern im St. Elizabeth Hospital zur Zeit unserer Anwesenheit eine im Verhältnis zur Gesamtzahl der dort befindlichen Paralysen hohe Zahl dieses Typus sich vorfand, entzieht sich meiner Beurteilung. Jedenfalls dürfte es angezeigt erscheinen, daß die amerikanischen Irrenärzte die Frage prüfen, ob in ihrem Lande diese eigenartigen Krankheitsbilder bei den Negern häufiger als bei den Weißen zur Entwicklung gelangen. Ohne histopathologische Kontrolle wird bei diesen Fällen allerdings nicht mit Sicherheit entschieden werden können, inwieweit es sich um Paralysen, um hirnluetische Prozesse oder um Kombinationen der beiden Krankheitsformen handelt.

Um klarzumachen, welche Fälle ich im Auge habe, möchte ich aus der Männer- und aus der Frauengruppe je einen Fall mitteilen.

Berkley H., 28 Jahre alt, Arbeiter. Aufgenommen 15. X. 1922.

Syphilis wird in Abrede gestellt. Beginn der Erkrankung mit Gehörstäuschungen und Verfolgungsideen. Wurde von einem Licht geblendet. Sehr ausgeprägte Gehörstäuschungen: die Stimmen machten Bemerkungen über ihn, es wurde von einem Schokoladenbonbon gesprochen, er verkehre mit weißen Frauen, er solle machen, daß er fortkomme. Es waren unbekannte Männerstimmen, die von oben kamen. Der Kranke meinte, jeder sei gegen ihn, wolle ihn loswerden, er werde verfolgt und man wolle ihn umbringen. In der Anstalt machte der Kranke korrekte Angaben über seine Vergangenheit. War reinlich. Sprach wenig, hielt sich abseits. Zeigte steife Haltung, die er stundenlang beibehielt. Während des weiteren Verlaufes hörte er dauernd Stimmen, die ihn beschimpften und die ihm allerlei Lehren gaben. Verschrobene Handlungen: schmierte sich Butter auf den Kopf, damit dieser nicht austrockne und keine Haut darüber wachse; wusch sich 50mal am Tag die Hände. Gab an, die Stimmen sagen zuweilen ganz kindische und unverständliche Worte. Wurde immer stumpfer und einsilbiger, wußte schließlich zeitlich nicht mehr recht Bescheid, konnte auch sein Alter nicht mehr angeben. Zuweilen impulsiv aggressiv. Pupillen ungleich, lichtstarr. P.S.R. beiderseits vorhanden. Keine Sprachstörung.

Blut: Wa. + + + +, Liquor: Wa. + + + +, 26 Zellen, Nonne: + +, Gold: 5554321000.

Wir sehen bei diesem Kranken, der lichtstarre Pupillen und im Liquor den Paralysebefund darbot, von Beginn an Gehörstäuschungen auftreten, die jahrelang in sehr ausgesprochener Weise bestehen blieben. Affektiv trat eine Abschwächung ein, das Gebahren wurde bizarr und verschroben. In das immer stumpfer und unzulänglicher werdende Verhalten schoben sich impulsive Erregungszustände ein. Eine Sprachstörung kam bisher nicht zur Entwicklung. Von den Fällen, die ich als Halluzinosen der Syphilitiker beschrieben habe, unterschied sich dieser Kranke vor allem durch die absurde Form der Verblödung, die er zeigte.

Nettie K., 29 Jahre alt. Aufgenommen 18. X. 1922.

Hatte als Kind Masern, mit 15 Jahren Typhus. In der Schule normal gelernt. Vor 2 Monaten Lach- und Weinkrämpfe; wurde für eine Hysterika gehalten. Bei der Aufnahme in die Anstalt war die Kranke stuporös, antwortete nicht, blickte aber umher und schien zu beobachten, schnitt Grimassen. Die ersten Monate bot sie das Bild einer läppischen, negativistischen Schizophrenie: bald zog sie sich in eine Ecke zurück, bald sprang sie umher und schlug auf andere Kranke ein, lachte grundlos. Es wurde eine Salvarsankur eingeleitet, nach der sie zugänglich wurde und zu sprechen anfing. Sie vermochte sich nicht an ihre Aufnahme zu erinnern, erschien urteilsschwach und indolent. Nach weiterer zweijähriger intensiver Behandlung mit Sa., J. und Hg. kam sie in einen ganz räsonablen Zustand; man konnte sie in der Schneiderei und in der Wäscherei beschäftigen. Die Pupillen, die bei der Aufnahme gut reagierten, zeigten jetzt (April 1925) Abschwächung der Lichtreaktion. P.S.R. gesteigert. Im übrigen körperlich normale Verhältnisse, Sprache und Schrift in Ordnung. Die Kranke zeigte ein ausgesprochen läppisches Verhalten, lachte und grimassierte. Keine Befehlsautomatie, keine Katalepsie. Sie stellte in Abrede, daß sie noch Stimmen hört. Mäßige Kenntnisse, stumpf, jedoch keine paralytische Demenz.

Blut: Wa. + + + +, Liqor: Wa. + + + +, 36 Zellen, Nonne: + +, Gold: 5554321000.

Nach zweijähriger kombinierter Behandlung:

Blut: Wa. + + + +, Liquor: Wa. 0, 2 Zellen, Nonne: 0, Gold: 334430000.

Diese Kranke war anfangs stuporös und bot späterhin das Bild einer negativistischen, zeitweise erregten Schizophrenie. Über Halluzinationen und Wahnideen war nichts Zuverlässiges von der Kranken zu erfahren. Im Verlauf einer mehrjährigen intensiven kombinierten Behandlung verschwand der anfänglich für Paralyse sprechende Liquorbefund; es blieb nur eine luetische Goldkurve zurück. Auch das psychische Verhalten besserte sich. Es resultierte ein läppischer Schwachsinnszustand mäßigen Grades. Neurologisch hat sich außer einer Abschwächung der Lichtreaktion keine Störung entwickelt, insbesondere sind Sprache und Schrift intakt geblieben. Man wird hier besonders im Hinblick auf die Wirkung, die die spezifische Behandlung auf das klinische Bild und auf den Liquor ausgeübt zu haben scheint, vielleicht eher daran denken können, die Erkrankung der cerebrospinalen Syphilis als der Paralyse zuzuweisen.

### 4. Lues cerebri.

Unter den syphilitischen Negern, die ich untersuchte, befanden sich drei Hemiplegiker.

### a) Hemiplegie im Frühstadium der Syphilis.

Luis H., 28 Jahre alt, Soldat.

Syphilis 3 Jahre, rechtseitige Hemiplegie 1 Jahr vor der Aufnahme, somit 2 Jahre nach der Infektion. Der Kranke stürzte plötzlich auf der Straße zusammen. Spastische Hemiplegie mit motorischer Aphasie. Lichtstarre der Pupillen. Etwas stumpfes, interesseloses Verhalten.

Blut: Wa. 0, Liquor: Wa. + (0,2), + + (1,0), 40 Zellen, Pandy: +, Gold: 112332000.

### b) Hemiplegie im späteren Stadium der Syphilis.

Milton H. L., 32 Jahre alt, Arbeiter.

Infektion 1910. Rechtseitige Hemiplegie 1924, somit 14 Jahre nach der Infektion. Jetzt, nach einem halben Jahre, Hemiplegie nicht mehr nachweisbar. Bulbäre Sprache, Zwangslachen. Opticusatrophie. Psychisch nicht wesentlich geschädigt. Patient war anscheinend von Haus aus leicht imbezill.

Blut: Wa. +, Liquor: Wa. + + + (1,0), 20 Zellen, Nonne: +, Gold: 1143210000.

Durch spezifische Behandlung verschwanden die Liquorveränderungen, das Blut blieb schwach positiv.

### c) Hemiplegie bei einem syphilitischen Arteriosklerotiker.

Thomas D., 55 Jahre alt, Kutscher.

Über luetische Infektion nichts bekannt. Rechtseitige Hemiplegie vor 6 Monaten. Zur Zeit der Untersuchung — 8 Monate nach der Hemiplegie — war diese noch in geringem Grade nachweisbar. Der Kranke war stumpf und gedächtnisschwach. R/L. sehr gering, Blutdruck 208/108.

Blut: Wa. + + + +, Liquor: Wa. 0 (1,0), 4 Zellen, Nonne: Spur, Gold: 0123321100.

Wir sehen also auch bei den Negern hemiplegische Störungen in verschiedenem Abstand von der Infektion auftreten: im Frühstadium, in späteren Stadien und schließlich bei alten arteriosklerotischen Syphilitikern, jenen Fällen, bei denen es, zumal wenn, wie in dem angeführten Falle, keine oder nur geringfügige Liquorveränderungen bestehen, unsicher ist, inwieweit die Syphilis bei der Gefäßschädigung beteiligt ist.

Unter den Negerinnen befanden sich zwei Fälle mit Lues cerebri. Bei der einen dieser Kranken, einem 24 jährigen Mädchen, handelte es sich um eine auf Grund kongenitaler Syphilis (Mutter Paralyse) im frühen Kindesalter erworbene Hemiplegie, die stabil geblieben war. Absolute Pupillenstarre. Psychisch: leichter, nicht progredienter Schwachsinn.

Die andere Kranke, 25 Jahre alt, war zwei Jahre zuvor wegen epileptischer Anfälle und Verwirrtheitszuständen eingeliefert worden. Nekrose des Nasenseptums; vor zwei Jahren angeblich luetisches Ulcus corneae. Debilität mäßigen Grades. Kein paralytischer Schwachsinn. Absolute Pupillenstarre. Liquor: paralyseverdächtig.

Den Rest des von mir untersuchten Materials bildeten drei Neger, die Syphilitiker waren, jedoch ohne daß die psychischen Störungen mit der Syphilis im Zusammenhang standen: Schizophrenie, Debilität, Arteriosklerose. Neurologische syphilisverdächtige Erscheinungen fehlten. Die Wa.R. im Blut war bei diesen Kranken positiv, der Liquor unverändert.

## Zusammenfassung.

Findet sich die Paralyse bei einem Volk oder bei einem Volksteil häufiger oder seltener als bei einem anderen, so wird man zunächst die Frage prüfen müssen, ob die Verschiedenheit der Paralysehäufigkeit der Verschiedenheit der Verbreitung der Syphilis parallel geht. Läßt sich ein solcher Parallelismus nachweisen, so genügt dieser Nachweis völlig, die Unterschiede zu erklären und es bedarf nicht der Erforschung anderer mitwirkender Faktoren. Das Gleiche gilt, wenn die Paralyse im Laufe der Zeit eine Zunahme innerhalb eines Volksteils erfahren hat, sofern es gelingt, diese Zunahme mit einer gleichzeitigen entsprechenden Zunahme der Syphilis in Einklang zu bringen. Wendet man diese Betrachtungsweise auf die nordamerikanischen Neger an, so ist man leider außerstande, zuverlässige Unterlagen darüber zu gewinnen, wie in der Vergangenheit sich bei ihnen die Häufigkeit der Paralyse zur Häufigkeit der Syphilis stellte. Die Aufhebung der Sklaverei im Jahre 1864 brachte den Negern eine vollkommene Veränderung ihrer Lebensweise, ihrer sämtlichen Beziehungen zur Umwelt. Es heißt, vor der Befreiung seien die Neger völlig oder nahezu frei von Paralyse gewesen, und ebenso heißt es, Syphilis sei bei ihnen wenig vorgekommen. Das sind Angaben, die, wenngleich sie nicht zahlenmäßig gestützt sind, immerhin für die Auffassung sprechen, die Seltenheit der Paralyse habe zur Zeit der Sklaverei der Seltenheit der Syphilis bei den Negern entsprochen. Nach der Befreiung kam mit allem sonstigen Elend auch die Syphilis über die Neger. In welchem Tempo sich die Verbreitung der Syphilis vollzog, läßt sich nicht beurteilen und ebensowenig kann man sich darüber unterrichten, wie es in den ersten Jahrzehnten nach der Emanzipation um das Vorkommen der Paralyse bei den Negern stand. Entgegen anderen Angaben, geht aus einer, wenn auch im einzelnen wohl recht mangelhaften Statistik soviel hervor, daß im Jahre 1880 die Paralyse schon bei den Negern vorkam, seltener als bei den Weißen, wenn man dieser Statistik Glauben schenken darf, aber doch schon mit einer ins Gewicht fallenden Häufigkeit. Seit Beginn unseres Jahrhunderts sind dann mit Hilfe der neuen serologischen Untersuchungsmethoden Forschungen über die Syphilishäufigkeit bei den Negern vorgenommen worden und gleichzeitig wurde eine sorgfältigere zahlenmäßige Erfassung des Paralysevorkommens versucht. Wertvolle Vergleichsuntersuchungen, die diese Verhältnisse denen bei den Weißen gegenüberstellen, liegen vor. Um zuerst von der Syphilis zu sprechen, so ergibt sich aus allen Untersuchungen, daß zumindest seit den letzten 10—15 Jahren die Syphilis bei den Negern häufiger als bei den Weißen vorkommt. Die Zahlen der einzelnen Untersuchungen differieren im einzelnen, was auf tatsächliche regionäre Verschiedenheiten der Syphilisverbreitung, wohl aber auch auf Verschiedenheiten in der serologischen Technik und in der Wertung der Resultate, zurückzuführen sein mag. Läßt man die Ergebnisse der Mehrheit der Untersucher gelten, so darf man annehmen, daß gegenwärig die Syphilis sich bei den Negern etwa doppelt, bei den Negerinnen etwa dreimal so oft als bei den entsprechenden Geschlechtern der Weißen findet. Ist nun die Paralyse bei den Negern in gleichem Maße häufiger als bei den Weißen? Die offizielle Irrenstatistik spricht dagegen. Im Jahre 1910 überwogen in ihr sogar noch die Paralyseziffern bei den Weißen. Die Irrenzählung des Jahres 1922 wies eine stärkere Paralysemorbidität bei den Negern als bei den Weißen auf, die aber ihrem Grade nach nicht der weit stärkeren Durchseuchung der Neger mit Syphilis entsprach. Ich habe darauf hingewiesen, wie schwierig es ist, ohne genaue Kenntniss der Verhältnisse solche Massenstatistiken zu bewerten und zumal zeitlich auseinanderliegende Statistiken miteinander zu vergleichen. Auf eine auffällige Erscheinung, die die Statistiken bieten, möchte ich in diesem Zusammenhang nochmals hinweisen: das ist die unverhältnismäßig hohe Zahl von Negern mit Hirnlues in den Irrenanstalten. Während die Statistik der Erstaufnahmen des Jahres 1922 für die Paralyse bei den Negern gegenüber der Paralyse bei den Weißen nur ein relativ bescheidenes Plus — 11,6 vH : 8,5 vH — aufweist, ist die Hirnlues bei den Negeraufnahmen viermal so häufig als bei den Weißen: 4 vH : 1 vH. Faßt man die Paralytiker und die Hirnluetiker zusammen, so machen bei den Negern die Hirnluetiker 25 vH, bei den Weißen nur 10 vH der kombinierten Gruppen aus. Ein solches Verhältnis zwischen Paralyse und Hirnlues, wie sich aus dieser Statistik für die Neger ergibt, ist in keinem anderen Lande bisher beobachtet worden; die Hirnlues macht in den Irrenanstalten überall — und so ist es ja auch in Amerika bei den Weißen — im Verhältnis zur Paralyse eine viel kleinere Gruppe aus. Die Statistik des Staates New York zeigt die sonst gewohnte Relation auch bei den Negern: Unter den Negeraufnahmen 1922, Hirnlues : Paralyse wie 1 : 16, bei den Aufnahmen der Weißen 1 : 14. Die Hirnlues ist im Staate New York unter den Aufnahmen bei den Negern nicht ganz doppelt so häufig als bei den Weißen vertreten. Bei dieser Sachlage muß an die Möglichkeit gedacht werden, daß in der Gesamtstatistik bei den Negern unter „Hirnlues" ein nicht geringer Prozentsatz von Paralysen verbucht ist, was durch ein häufigeres Vorkommen atypischer Paralyseformen bei den Negern veranlaßt sein mag. Trifft diese Annahme zu, so erhöht sich naturgemäß die Paralyseziffer bei den Negern und übersteigt in einem stärkeren Maße die Paralyseziffer der Weißen, als es so den Anschein hat. Die Ergebnisse der allgemeinen Statistik weichen denn auch von Spezialuntersuchungen ab, die in einzelnen Anstalten angestellt wurden. Green stellte im Georgia State Hospital 1909—1913 unter den Aufnahmen bei Negern die doppelte, bei Negerinnen die dreifache Zahl von Paralysen fest als bei den Aufnahmen der weißen Männer und Frauen, ebenso Hubbard in Washington bei Negerinnen die dreifache Zahl von Paralysen als bei weißen Frauen, und schließlich ergab eine Umfrage Hochs bei sieben nordamerikanischen Anstalten, daß die Paralyse unter den Aufnahmen der Neger zweieinhalb, bei Negerinnen annähernd dreimal so häufig vertreten war als bei den entsprechenden Geschlechtern der Weißen. Wir begegnen also hier Ziffern, die bei Negern die Paralyse um das Gleiche häufiger angeben als die Syphilis: 2—3 mal soviel Paralyse — 2—3 mal soviel Syphilis. Die Abhängigkeit der Paralysehäufigkeit von der Syphilishäufigkeit tritt somit hier ganz eindeutig hervor. Ob dies nun in allen Teilen Nordamerikas sich so verhält, muß durch besondere Untersuchungen in den Irrenanstalten der übrigen Staaten mit Negerbevölkerung ermittelt werden, wobei der Frage besondere Aufmerksamkeit geschenkt werden muß, ob Unterschiede zwischen den nördlichen und südlichen Staaten bestehen. An den Stellen, wo der Parallelismus zwischen Paralysehäufigkeit und Syphilishäufigkeit erwiesen ist, erübrigt sich natürlich die Erörterung des ganzen Fragenkomplexes über die die Paralyse etwa fördernden oder hemmenden Einflüsse unter besonderer Einstellung auf die Negerparalyse.

Fassen wir die Gesamtheit der nordamerikanischen Neger als eine rassenmäßig einheitliche Gruppe auf — der Grad der Blutvermischung soll in den verschiedenen Landesteilen, zumal in den Großstädten, keine sehr wesentlichen Unterschiede aufweisen —, so genügt die in einzelnen Bezirken gelungene Feststellung, daß syphilitische Neger im gleichen Prozentsatz als syphilitische Weiße paralytisch werden, um zu dem Schluß zu gelangen: Die Negerrasse ist im gleichen Maß anfällig für Paralyse als die weiße Rasse. Wenn andernorts die Paralysemorbidität der Neger in einem Mißverhältnis zur Paralysemorbidität der Weißen stehen sollte — unter Berücksichtigung der Syphilisquoten beiderseits —, so wird man dieses Mißverhältnis wohl nicht in Rasseneigentümlichkeiten suchen dürfen. Es sei denn, daß es sich um Negerstämme handelt, die, dem Grad ihrer Reinblütigkeit nach, sich von den nordamerikanischen Negern weitgehend unterscheiden. Wählt man die nordamerikanischen Neger als Studienobjekt, so muß man sagen, daß die Behauptung, durch die Blutvermischung seien die Neger erst für Paralyse empfänglich geworden, wenig Wahrscheinlichkeit für sich hat. Die Umwälzungen, die sich bei den Negern vollzogen, führten ebenso wie zur Blutvermischung zu einer enormen Zunahme der Syphilis, woraus sich die Zunahme der Paralyse, das „Empfänglichwerden", ohne Zwang ergibt.

Nachdem die Dinge offenbar so liegen, daß die Syphilis mit der gleichen Häufigkeit bei den nordamerikanischen Negern wie bei den Weißen zur Paralyse führt, kehrt sich die Fragestellung um. Man hat nicht zu erforschen, welche inneren oder äußeren Faktoren bewirken bei den Negern ein abweichendes Verhalten hinsichtlich der Paralysemorbidität, sondern wird die Frage so formulieren: Trotz welcher Verschiedenheiten ist die Empfänglichkeit für Paralyse bei den nordamerikanischen Negern die gleiche wie bei den Weißen?

Betrachten wir zunächst den Verlauf der Syphilis. Es wurde dargelegt, daß gewisse Unterschiede der Negersyphilis beobachtet wurden: Seltenheit des extragenitalen Schankers, Besonderheiten in Form und Ausbreitung der sekundären Exantheme, das Auftreten von Gummen an den bei Weißen seltener befallenen Körperteilen, eine etwa doppelt so häufige Beteiligung des Knochensystems. Diese Besonderheiten der Manifestation der Syphilis scheinen also für die Entstehung der Paralyse nicht von Belang zu sein, sie scheinen der Paralyse weder entgegenzuwirken, noch sie zu begünstigen. Die antisyphilitische Therapie wird bei den Negern im allgemeinen oberflächlich gehandhabt; der Weiße in den Vereinigten Staaten unterzieht sich durchschnittlich einer gründlicheren Behandlung als der Neger. So scheinen also auch die Mängel der Behandlung, ein häufigeres „Anbehandeln" keinen Einfluß auf die Paralysefrequenz gewonnen zu haben.

Abgesehen von der Syphilis ist bekanntlich im Laufe der Zeit eine große Anzahl sekundärer Faktoren in Beziehung zur Paralyseentstehung gebracht worden. Wie steht es um diese Dinge bei den nordamerikanischen Negern? Ihre sorglos heitere Stimmungslage, ihre gemütliche Stumpfheit gegen äußere und innere seelische Bedrückung schützt wohl die Neger im allgemeinen vor einer tiefgreifenden und nachhaltigen Inanspruchnahme des Gefühlslebens. Wenn gleichwohl die Paralyse bei den Negern in gleicher Häufigkeit als bei den gemütlich so viel stärker auf Lebensschicksale reagierenden Weißen sich findet, so ist dies ein weiterer Beweis gegen die Annahme, daß seelische Einflüsse der Paralyse den Boden vorbereiten helfen. Das gleiche gilt für die Bedeutung, die man der geistigen Überanstrengung zumessen wollte. Die Neger sind fast ausschließlich Handarbeiter; ihre Neigung sich geistig anzustrengen, wird als besonders gering angegeben. Also ist hier auch das „ausgeruhte Gehirn" nicht vor Paralyse geschützt. Die Neger und auch die Paralytiker unter ihnen gehören größtenteils dem niederen Proletariat an; so ist die Paralyse der Neger im wesentlichen eine Proletarierkrankheit. Das ist insofern wichtig, als vielfach geltend gemacht wurde, daß ein Überwiegen der Paralyse in besitzenden und intellektuellen Kreisen mit dem Fortfall oder dem Vorhandensein gewisser Lebensbedingungen im Zusammenhang stehe. Weiterhin sei darauf hingewiesen, daß bei den Negern Unterschiede in dem Vorkommen nichtsyphilitischer Geisteskrankheiten hervortreten scheinen. Man weiß, daß Menschen, die Anfälle des manisch-depressiven Irreseins durchgemacht haben, nur sehr selten an Paralyse erkranken. Bei den Negern scheint das manisch-depressive Irresein nicht seltener, eher sogar etwas häufiger als bei den Weißen vorzukommen, jedoch sind Depressionszustände bei ihnen seltener, manische Zustände häufiger als bei den Weißen. Es sei also bemerkt, daß ein häufigeres Vorkommen manischer Krankheitszustände keinen Einfluß auf die Paralyseziffer der Neger zu nehmen scheint.

Überaus lebhafte, schon im frühen Lebensalter beginnende sexuelle Betätigung der Neger scheint sie nicht häufiger paralytisch werden zu lassen als es die geschlechtlich weit zurückhaltenderen Weißen werden. Somit sprechen auch die Verhältnisse bei den Negern nicht dafür, daß der so oft bestrittene, gelegentlich aber immer wieder auftauchende sexuelle Faktor eine ätiologische Bedeutung hat.

Man sagt, der Alkoholismus sei im ganzen bei den Negern — wohl aus wirtschaftlichen Gründen — weniger verbreitet, und in der Tat befindet sich unter den Aufnahmen in Irrenanstalten ein geringerer Prozentsatz von Alkoholisten bei den Negern als bei den Weißen. Möglich, daß auch die Annahme zutrifft, die Neger seien dem Alkohol gegenüber toleranter als die Weißen. Jedenfalls können die Anhänger der Lehre von der auslösenden Wirkung des Alkoholmißbrauchs hinsichtlich der Paralyse die Verhältnisse bei den Negern nicht für ihre Auffassung verwerten.

In der Häufigkeit des Vorkommens von Infektionskrankheiten bestehen gewisse Unterschiede zwischen Negern und Weißen: Tuberkulose, Typhus, Influenza, Pneumonie finden sich häufiger, Scharlach und Diphtherie seltener bei Negern. Diese Unterschiede scheinen sich somit gleichfalls nicht in der Richtung auf die Paralyse auszuwirken. Die Zahl der Fälle von Malaria und Pocken differiert, soweit ich hierüber etwas in Erfahrung bringen konnte, nicht wesentlich zwischen beiden Rassen.

Also: Trotz gewisser Besonderheiten endogener und exogener Art, die die nordamerikanischen Neger gegenüber den Weißen darbieten, scheinen sie hinsichtlich der Paralyse nicht mehr und nicht weniger gefährdet zu sein als ihre weißen Landsleute — und man kann hieraus die Lehre ziehen, daß all die angeführten Momente in dem Paralyseproblem keine entscheidende Rolle spielen. Ebenso wie die Paralyse kommt die echte Hirnlues häufiger bei Negern vor. Wahrscheinlich dürfte sich das Mehr innerhalb der Grenzen halten, die durch die stärkere Verbreitung der Syphilis bei den Negern gezogen sind. Ich habe dargelegt, daß die über diese Relation hinausgehenden Ziffern der Irrenstatistik einer Nachprüfung bedürfen.

Soweit ich die Sachlage zu beurteilen vermag, bietet weder die Paralyse noch die Lues cerebrospinalis der nordamerikanischen Neger ein Sonderproblem. Wenn ein Negerproblem auf dem Gebiet der syphilitischen Erkrankungen des Nervensystems überhaupt vorliegt, so steckt es in der Tabes dorsalis. Bestätigen sorgfältige Erhebungen die Annahme von der großen Seltenheit der Tabes bei Negern, so wird die weitere Forschung bei den nordamerikanischen Negern an diesem Punkte einzusetzen haben.

Während also die bedeutsame Frage der Pathogenese der Paralyse durch die Negerforschung in den Vereinigten Staaten bisher nur nach der negativen Seite eine Förderung erfahren hat, indem sie die Bedeutung gewisser hypothetischer Einflüsse noch mehr einzuschränken half, harren für den Kliniker eine Anzahl reizvoller Einzelaufgaben noch ihrer Lösung. Das klinische Bild der Paralyse verdient bei den Negern in verschiedener Richtung ein genaueres Studium. Vor allem wird auf atypische Formen zu achten sein: einmal auf paranoid-halluzinatorische Paralysen mit oder ohne katatonen Einschlag — Bilder, die mir, vielleicht durch Zufall, bei den Negern in Washington häufig zu sein schienen — und weiterhin auf das Vorkommen der Tabesparalyse. Eine Klarstellung über die Häufigkeit der Tabesparalyse erscheint mir im Hinblick auf das Tabesproblem der nordamerikanischen Neger wichtig zu sein. Schließlich dürfte es lohnend sein, zu erforschen, in welcher Weise die Eigenart der seelischen Struktur der Neger und ihre von der der Weißen so weitgehend verschiedene psychische Reaktionsweise in der paralytischen Psychose zum Ausdruck gelangt.

# B. Die Neger in Kuba.

Auf unserer Rückreise von Mexiko statteten wir der Insel Kuba einen kurzen Besuch ab. Dazu veranlaßte uns der Wunsch, etwas über das Vorkommen der Paralyse bei den kubanischen Negern in Erfahrung zu bringen und zu untersuchen, ob hier die Verhältnisse ebenso oder anders liegen als bei den nordamerikanischen Negern.

Die Hauptstadt Habana, auf deren Besuch wir uns beschränkten, ist an der Nordküste der Insel gelegen und nur 100 englische Meilen von der Südspitze Floridas, dem südlichsten Punkt der Vereinigten Staaten von Nordamerika entfernt. Das Klima ist subtropisch und ähnelt sehr dem Klima der Südstaaten Nordamerikas.

Die Neger bildeten am 31. XII. 1924 mit 830 791 Köpfen rund ein Viertel der Gesamtbevölkerung Kubas, die damals 3 368 923 betrug. Die Hauptstadt Habana zählte zur gleichen Zeit 538 721 Einwohner. Bekanntlich wurde die Insel Kuba durch den Spanisch-Amerikanischen Krieg 1898 von Spanien losgelöst. Nachdem einige Jahre lang eine amerikanische Militärverwaltung bestanden hatte, wurde die Insel im Jahre 1901 zur freien Republik erklärt.

Wie die nordamerikanischen Neger waren auch die kubanischen Neger größtenteils Sklaven. Die Sklaveneinfuhr nach Kuba begann 1524. Die Aufhebung der Sklaverei erfolgte später als in den Vereinigten Staaten, nämlich erst im Jahre 1880, nachdem bereits vom Jahre 1872 ab die von Negersklavinnen geborenen Kinder als frei erklärt worden waren.

Es fiel uns auf, daß die Neger in Kuba zum Teil einen, gegenüber den Negern, die wir in Nordamerika gesehen hatten, anderen Menschenschlag zu bilden schienen. Wir begegneten vielfach sehr großen schlanken, mageren, tiefdunkelfarbigen Negern, während die in Nordamerika so häufigen fetten und pastös wirkenden Neger an Zahl zurücktraten. Die Neger in Kuba erinnerten mehr an den ursprünglichen afrikanischen Typus. In der Tat hat noch in den 60er Jahren des vergangenen Jahrhunderts eine recht bedeutende Einwanderung afrikanischer Neger nach Kuba stattgefunden; zu jener Zeit waren, wie Munoz berichtet, von 700 000 Negern und Mischlingen auf Kuba nur 400 000 im Lande geboren und fast die Hälfte der geisteskranken Neger der Irrenanstalt Habana bestand im Jahre 1865 aus eingewanderten afrikanischen Negern. Gleichwohl soll es mit der Reinblütigkeit bei den kubanischen Negern nicht viel anders stehen als bei den nordamerikanischen Negern. Die Vermischung mit der weißen Rasse ist auch in Kuba, wie uns gesagt wurde, eine recht erhebliche.

Wie in Nordamerika so liegen auch in Kuba die Gesundheitsverhältnisse für die Neger ungünstiger als für die Weißen. Die Mortalität besonders infolge Tuberkulose ist eine sehr hohe. Die Zahl der Sterbefälle übersteigt bei Negern erheblich die Zahl der Geburten. So standen im Jahre 1924 bei den Negern 14 812 Sterbefällen nur 10 706 Geburten gegenüber, während bei der weißen Bevölkerung die Todeszahl 30 139, die Geburtenzahl 51 338 betrug. Hinsichtlich des Vorkommens akuter Infektionskrankheiten hatte Dr. Agromonte, Professor der Hygiene an der Universität Habana, die Freundlichkeit, uns folgendes mitzuteilen: Malaria ist nur häufig in den östlichen Teilen der Insel; die Bevölkerung besteht dort zu 80—90 vH aus Negern und darum ist dort die absolute Zahl der Malariakranken bei den Negern häufiger als bei den Weißen. In der Stadt Habana ist so gut wie keine Malaria. Varicellen sind auf Kuba häufig nur bei Kindern. Frambösie findet sich nur in wenigen Fällen bei Negern im Osten. Pocken sind seit der Befreiung Kubas durch eine sehr sorgfältige Handhabung der Schutzimpfung (Impfung im 1. und Revaccination im 10. Lebensjahr) so gut wie verschwunden. Die übrigen Infektionskrankheiten bieten nach Aussage von Prof. Agromonte nichts Besonderes. Die Ärzte der Irrenanstalt Habana waren der Meinung, die Neger würden weniger von Infektionskrankheiten befallen als die Weißen.

Die Syphilis soll in Kuba, besonders in der Hauptstadt Habana, sehr verbreitet sein. Zahlenmäßige Angaben über ihre Häufigkeit waren nicht zu erhalten. Der Professor für Haut- und Geschlechtskrankheiten an der Universität Habana Dr. Braulio Saenz war so liebenswürdig, über seine Erfahrungen uns folgendes mitzuteilen: Die Syphilis ist in Habana häufig. Unter 110 Studenten des letzten Jahrganges standen 20 wegen Syphilis in Behandlung. Der Prozentsatz der Syphilitiker unter allen Personen, die wegen Haut- oder Geschlechtskrankheiten die Kliniken und Polikliniken aufsuchen, ist bei Weißen und Negern ungefähr der gleiche. Circinäre Syphilide, Gummen und Knochensyphilis finden sich bei den Negern häufiger als bei den Weißen. Die antisyphilitische Therapie läßt sich meist nicht mit der wünschenswerten Gründlichkeit durchführen; die weiße Bevölkerung ist sorglos und die Negerbevölkerung ist es in noch höherem Grade. Wenn die Erscheinungen verschwunden sind, bleiben die Kranken meist fort. So die Auskunft von Prof. Saenz. Daß die Behandlung infolge der Unbekümmertheit der Kubaner meist eine recht oberflächliche ist, wurde uns von Ärzten der Irrenanstalt bestätigt; diese Kollegen betonten auch, daß die Syphilis in Habana sehr häufig sei; die Verlaufsformen seien im allgemeinen milde, bei den Weißen sowohl wie bei den Negern. Auch Prof. Agromonte bezeichnete die Syphilis als sehr häufig in Habana und meinte, sie sei vielleicht bei den Negern doch etwas seltener als bei den Weißen.

Über das Vorkommen der *Paralyse* auf Kuba habe ich nur eine Veröffentlichung aus früherer Zeit zu Gesicht bekommen. Dr. Munoz, ein spanischer Arzt, war in den Jahren 1862—65 Direktor der Irrenanstalt Habana und hat 1866 in den „Annales médico-psychologiques" seine Erfahrungen über Paralyse unter dem Titel: „Quelques mots sur la Démence paralytique observée à l'île de Cuba" mitgeteilt. Die Anstalt enthielt zu jener Zeit ungefähr 500 Kranke, von denen annähernd zwei Fünftel Neger und Negermischlinge waren. Während seiner Amtstätigkeit hat Munoz 23 weiße männliche Paralysen, von denen nur 8 im Lande geboren waren, und 2 weiße paralytische Frauen, die eingewandert waren, beobachtet. Unter 300 Negern, die während jener Jahre der Anstalt zugingen, befanden sich 9 Paralysen, 3 Männer und 6 Frauen. Zwei Drittel der paralytischen Neger bzw. Negerinnen waren nicht auf Kuba geboren, sondern stammten aus Afrika. Munoz folgerte, die Paralyse wäre im ganzen bei den Negern seltener als bei den Weißen, besonders selten bei den eingeborenen Negern. Bei den Negerinnen wäre die Paralyse wiederum häufiger als bei den Negern und auch häufiger als bei den weißen Frauen. Bei den Weißen erkrankten die Eingeborenen seltener an Paralyse als die Zugewanderten. Klinisch biete die Paralyse bei den Negern die gleichen Erscheinungen, den gleichen Verlauf und Ausgang wie bei den Weißen.

Unweit der Hauptstadt ist die große Irrenanstalt Mazorra gelegen. In dieser Anstalt waren zur Zeit unserer Anwesenheit 2 645 Kranke untergebracht: 1 478 Weiße (760 Männer, 718 Frauen), 1 136 Neger (534 Männer, 602 Frauen) und 31 Chinesen.

Es war uns freundlichst gestattet worden, die Anstalt zu besuchen und uns während der wenigen Tage unseres Aufenthalts, so gut es ging, durch eigene Untersuchungen zu unterrichten. Seitens des Direktors der Anstalt Dr. Rubio und seiner Ärzte wurde unsere Arbeit bereitwilligst gefördert. Die Bemühungen, ein klares Bild über die Syphilis- und Paralysehäufigkeit bei den Kranken in Mazorra zu erhalten, stießen auf noch größere Schwierigkeiten als in Mexiko, da die Anstalt einen fast doppelt so großen Umfang hat und uns weniger Zeit als in Mexiko zu Gebote stand. Dazu gesellte sich wiederum die Erschwerung des Verkehrs durch die Sprache, da die Ärzte nur spanisch verstanden. Die vorhandenen Listen über den Krankenbestand waren für uns nicht leicht deutbar, da die Krankheitsbezeichnungen vielfach von den unserigen abwichen; so wurde die Schizophrenie bzw. Dementia praecox nicht als Krankheitseinheit aufgeführt. Auch über die Paralyse waren die statistischen Aufstellungen nicht ohne weiteres verwertbar, da offenbar verschiedenartige Krankheitsvorgänge hierunter subsummiert wurden.

Serologische Reihenuntersuchungen an den Kranken der Anstalt waren bisher nicht vorgenommen worden, und so war es unser Bestreben, wenigstens bei einer bescheidenen Anzahl von Negern Blutuntersuchungen zu machen. Es war nicht möglich, mehr als 50 Fälle in der kurzen Zeit zu erledigen. Die Blutentnahmen machte ich wiederum bei Kranken, die Prof. Kraepelin klinisch untersucht hatte. Die Fälle waren auch hier nicht nach klinischen Diagnosen, sondern willkürlich zusammengestellt, nur unter dem Gesichtspunkt, über die Zusammensetzung des Krankenmaterials in Mazorra ein Urteil zu gewinnen. Mischlinge wurden, soweit möglich, ausgesondert und nur anscheinend reinblütige

Neger verwertet. Die Untersuchungen erstreckten sich auf 50 Fälle, 25 Männer und 25 Frauen.

Die von Prof. Kraepelin gestellten Diagnosen lauten wie folgt:

| Diagnosen | Männer | Frauen |
|---|---|---|
| Dementia praecox . . . . . . . . . . . | 18 | 19 |
| Epilepsie . . . . . . . . . . . . . . . | 3 | 1 |
| Alkoholismus . . . . . . . . . . . . . | 1 | — |
| Melancholie . . . . . . . . . . . . . . | 1 | — |
| Psychopathie . . . . . . . . . . . . . | 1 | — |
| Imbecillität . . . . . . . . . . . . . | 1 | — |
| Senile Demenz. . . . . . . . . . . . . | — | 2 |
| Manie (?) . . . . . . . . . . . . . . . | — | 1 |
| Unklar, Dem. praecox? . . . . . . . . . | — | 2 |
|  | 25 | 25 |

Überblickt man die Krankheitsformen, so sieht man, in welch hohem Grade die Dementia praecox vorherrschte: sie machte bei beiden Geschlechtern ungefähr drei Viertel aller untersuchten Kranken aus, und man darf wohl aus dem Ergebnis dieser Stichprobe schließen, daß die Dementia praecox auch beim Gesamtmaterial die Hauptrolle spielt.

Die Blutproben hatte Herr Prof. Torres die Güte, im Privatlaboratorium von Dr. Bluhme, einem deutsch-kubanischen Kollegen, nach Wassermann zu untersuchen. Leider gingen durch ein bedauerliches Mißgeschick die Resultate von 21 Proben verloren, so daß nur das Ergebnis von 29 Proben vorliegt. Die Resultate der Untersuchung der Blutproben der 25 Frauen sind vollständig vorhanden; die Wa.R. fiel bei 3 Frauen, somit in 12 vH positiv aus; von 4 männlichen Kranken reagierte einer positiv. Die 3 positiv reagierenden Frauen litten an Dementia praecox, der positiv reagierende Mann war ein Imbeziller. Die Zahl der untersuchten Männer ist natürlich zu klein, um irgend etwas zu besagen; die 25 Blutuntersuchungen bei den Frauen sprechen für ein nicht unerhebliches Vorkommen von Syphilis bei den kubanischen Negerinnen der Anstalt, wenn auch hier bei der geringen Zahl der Untersuchten eine Verallgemeinerung kaum statthaft ist.

Was nun das Vorkommen der Paralyse bei den Negern der Anstalt angeht, so wurde uns von den Ärzten gesagt, die Negerparalyse sei außerordentlich selten. Zurzeit waren in der Anstalt unter 534 Negern nur 2 Paralysen und unter 602 Negerinnen kein einziger Fall. Ein Arzt, der seit 27 Jahren an der Anstalt tätig ist, hatte niemals eine weibliche Negerparalyse zu Gesicht bekommen und im ganzen auch nur 5—6 männliche Negerparalysen. Ein anderer Arzt erinnerte sich, 2 paralytische Negerinnen gesehen zu haben. Bei den Weißen soll die Paralyse auch nicht sehr häufig sein, wenn sie sich auch ungleich öfter als bei den Negern findet. Es waren damals 20 weiße Männer mit Paralyse in der Anstalt, von denen ich mehrere ganz typische Fälle selbst untersuchen konnte. Die Paralyse bei den weißen Frauen ist hingegen, wie uns gesagt wurde, recht selten. — Es standen derzeit nur 3 Fälle in Behandlung. Die Tabes kommt bei den Negern fast gar nicht vor, während sie bei den Weißen und Mischlingen ziemlich häufig sein soll.

Die gegenwärtigen Verhältnisse der Anstalt stimmen mit den Beobachtungen von Munoz aus den 60er Jahren insofern überein, als die Paralyse sich bei den weißen Frauen selten findet, jedoch nicht in der Richtung, daß bei den Negerinnen die Paralyse öfter vorkommt als bei den Negern. Im ganzen scheint die Paralyse bei den Negern in Habana in den 60er Jahren des vorigen Jahrhunderts häufiger gewesen zu sein als sie gegenwärtig ist.

Die beiden paralytischen Neger, die sich in der Anstalt befanden, boten ein ziemlich übereinstimmendes Bild. Es waren anscheinend Vollblutneger, große, hagere Menschen, Anfang der 30er Jahre. Sie befanden sich in einem Zustand vorgeschrittener Demenz mit sehr ausgeprägter Sprachstörung. Es waren ruhige, soweit wir erfuhren, still verblödete Kranke. Der eine von ihnen hatte vorübergehend Verfolgungsideen geäußert und war während jener Zeit erregt und aggressiv gewesen. Beide Kranken hatten reflektorische Pupillenstarre; die P.S.R. und A.S.R. waren bei dem einen Kranken gesteigert, bei dem anderen fehlten sie.

Die Seltenheit der Paralyse bei den kubanischen Negern steht in einem auffälligen Gegensatz zur Häufigkeit der Paralyse bei den nordamerikanischen Negern, und dieser Gegensatz dürfte nicht allein in einer Verschiedenheit der Syphilishäufigkeit seine Erklärung finden. Denn die Syphilis ist bei den kubanischen Negern, wenn vielleicht auch nicht so häufig als bei den nordamerikanischen Negern, so doch verbreitet genug, daß eine größere Anzahl von Paralysen anfallen müßte, wenn nicht besondere schützende Einflüsse hier wirksam wären. Ich glaube, daß es eine aussichtsreiche Aufgabe wäre, durch eine sorgfältige Prüfung aller Möglichkeiten den Ursachen nachzugehen, die bei den Negern auf Kuba der Entwicklung der Paralyse entgegenwirken. Durch eine Klarlegung der vielfachen Beziehungen, die maßgebend sein könnten, und durch Vergleichsuntersuchungen mit einer Negergruppe, die unter ähnlichen Lebensbedingungen steht, jedoch eine hohe Paralysemorbidität aufweist, wäre es denkbar, jenem bisher ungeklärten Faktor näherzukommen, der den Syphilitiker zum Paralytiker werden läßt. Bevor man solche Untersuchungen aufnimmt, wäre der Tatbestand in Kuba durch umfangreiche Prüfungen sicherzustellen, d. h. es wäre zu ermitteln, ob wirklich die Paralyse bei den Negern und insbesondere bei den Negerinnen so selten ist, wie sie uns auf Grund unseres flüchtigen persönlichen Eindrucks und auf Grund der Informationen, die uns in Habana gegeben wurden, zu sein scheint. Sollten sorgfältige Nachforschungen eine Bestätigung bringen, was aller Wahrscheinlichkeit nach der Fall sein dürfte, so wäre nachzuprüfen, wie es um die Paralyse der weißen Bevölkerung in Kuba steht. Daß die Paralyse bei den Weißen in Habana häufiger vorkommt als bei den dortigen Negern, scheint außer Frage zu stehen; die genauen Relationen wären noch zu ermitteln. Es könnte nun sein, daß in Habana die Paralyse bei den Weißen, wenn auch häufiger als bei den Negern, sich doch nicht so häufig findet als bei Weißen anderwärts und es hat den Anschein, daß zumindest die weißen Frauen unverhältnismäßig selten an Paralyse erkranken. Parallel mit den statistischen Erhebungen über das Vorkommen der Paralyse bei beiden Rassen auf Kuba hätte eine statistische Ermittlung der Syphilishäufigkeit zu gehen. Ausgedehnte Reihenuntersuchungen bei freien und in Krankenhäusern befindlichen Personen wären hierzu erforderlich. Denn worauf es ankommt ist, herauszufinden, wieviel Syphilitiker der beiden Rassen an Paralyse erkranken, eine Feststellung, die naturgemäß weit aufschlußreicher ist als Erhebungen über das Vorkommen der Paralyse im allgemeinen.

Nach Beendigung der statistischen Ermittlungen über Syphilis und Paralyse in Habana wären, unter der Voraussetzung, daß sie die Seltenheit der Negerparalyse in Habana einwandfrei ergeben haben, mit der gleichen Sorgfalt die Ermittlungen bei einer Negergruppe mit hoher Paralysefrequenz anzustellen. Die gegebenen Örtlichkeiten für solche Vergleichsuntersuchungen sind wohl die Südstaaten von Nordamerika, wo auch die klimatischen Bedingungen ähnliche sind. Da man zum Vergleich mit Habana eine großstädtische Negerbevölkerung heranziehen müßte, wäre wohl New Orleans im Staate Louisiana der geeignete Ort. Durch die freundliche Vermittlung von Dr. Daspit (New Orleans) stellte uns die Direktion des nahe bei New Orleans gelegenen East Louisiana-Hospital die Daten betreffend die Aufnahmen von paralytischen Negern zur Verfügung. Danach war im Lustrum 1919/1923 unter den Aufnahmen geisteskranker Neger die Paralyse mit 15,8 vH bei den Männern und mit 4,1 vH bei den Frauen vertreten. Somit erkrankt die Negerbevölkerung in New Orleans in erheblichem Maße an Paralyse. Wie groß der Prozentsatz der Syphilitiker in New Orleans ist, der der Paralyse verfällt, wäre durch Erhebungen über die Syphilishäufigkeit klarzustellen. Vergleichsuntersuchungen zwischen den Weißen in Habana und in New Orleans müßten ebenfalls vorgenommen werden. Es wäre sehr wünschenswert, die Untersuchungen auch auf die Lues cerebrospinalis und auf die Tabes auszudehnen.

Nachdem all diese Untersuchungen abgeschlossen sind, wären die Faktoren, denen man nur im entferntesten eine Rolle für die Begünstigung oder Verhütung der Paralyse beimessen könnte, auf das eingehendste hier und dort zu prüfen: die klimatischen Verhältnisse, die allgemeinen und besonderen hygienischen Zustände und Maßnahmen, die Art der Ernährung, der Gebrauch von Genußmitteln und Rauschgiften, das Vorkommen von Krankheiten, insbesondere das Vorkommen von Infektionskrankheiten, Art und Umfang der körperlichen und geistigen Betätigung, alle besonderen Landessitten. Des weiteren wäre die Syphilis, ihre Erscheinungsweise, ihre Verlaufsform, ihre Behandlungsart, zu studieren. Schließlich wäre auf Unterschiede hinsichtlich der Blutvermischung und der konstitutionellen Eigentümlichkeiten zu fahnden unter Hinzuziehung von Internisten, Genealogen und Anthropologen. Bei diesem Vorgehen wird man das Übereinstimmende und das nicht Übereinstimmende herausfinden und für den Fall, daß das Vorhandensein oder Fehlen eines einzelnen Faktors tatsächlich ätiologisch wirksam ist, diesen erkennen können.

Wie ich schon erwähnt habe, dürfte weder den Erkrankungen an Malaria noch an Pocken in Habana die Seltenheit der Paralyse zuzuschreiben sein, da beide Infektionskrankheiten dort wenig vorkommen. Die Schutzpockenimpfung wird in Habana sehr gründlich, mittels wiederholter Vaccination bei dem einzelnen Individuum, durchgeführt; diese Maßnahme verträgt sich also mit einem auffallend niederen Paralysevorkommen und kann deshalb für das Zustandekommen der Paralyse keine Bedeutung haben. Gewisse Besonderheiten im klinischen Verlauf der Syphilis scheinen sich bei den selten an Paralyse erkrankenden kubanischen Negern ebenso wie bei den häufig an Paralyse erkrankenden nordamerikanischen Negern zu finden, so daß auch sie hinsichtlich der Paralyse keine Rolle spielen dürften.

# C. Die Indianer in den Vereinigten Staaten von Nordamerika.

## I. Allgemeines über die nordamerikanischen Indianer und ihre Gesundheitsverhältnisse.

Die nordamerikanischen Indianer, die ehemaligen Lords of the Country, wohnen zum größten Teil in sogenannten Reservations, d. h. in abgegrenzten, ihnen von der Regierung der Vereinigten Staaten angewiesenen Gebietsteilen. Die Reservationen — etwa 200 an Zahl — befinden sich im wesentlichen westlich des Mississippi in den West North Central Staaten (Minnesota, Iowa, North Dakota, South Dakota, Nebraska, Kansas), im West South Staat Oklahoma, in den Gebirgs- (mountain) Staaten (Montana, Idaho, Wyoming, Colorado, New Mexico, Arizona, Utah, Nevada) und in den Pacific-Staaten (Washington, Oregon, Kalifornien); außerdem sind noch Reservationen im mittleren Nordosten in den Staaten Michigan und Wisconsin, sowie im Süden in den Staaten Mississippi und Florida; dazu kommen kleinere Ansiedlungen in den Staaten New York und North Carolina. Somit befinden sich Indianerniederlassungen in 24 Staaten. Die 200 Indianerstämme verteilen sich also in größeren und kleineren Gruppen über einen sehr großen Teil des Landes. Die Hauptmasse wohnt in den Wüstenregionen des Südwestens, an der Pacifischen Küste, in den Gebieten der großen Seen, in den westlichen Gebirgsgegenden. Ihre Territorien erreichen im Norden die Grenze Kanadas und im Süden die mexikanische Grenze. Der Grund und Boden ist den Indianern zugeteilt.

Die amerikanische Regierung übt in wirtschaftlicher Beziehung eine Art von Vormundschaft über die Indianer aus. Die Oberleitung dieser Überwachung liegt in den Händen des Office of Indian Affairs, einer Abteilung des Ministeriums des Innern in Washington. Den örtlichen Behörden in den Reservationen steht der Superintendent vor, der den gesamten Dienst leitet. Ihm sind eine Anzahl von Beamten und Hilfskräften beigegeben, die in den verschiedenen Dienstzweigen tätig sind. Die größeren Agenturen (agencies) unterhalten boarding schools (Internate), Tagesschulen und Hospitäler. Die Bevormundung in wirtschaftlicher Hinsicht äußert sich darin, daß der Superintendent und seine Leute alle geschäftlichen Angelegenheiten für die Indianer besorgen: durch ihre Hand gehen die Käufe und Verkäufe von Land, Pachtungen und Verpachtungen, der Handel mit landwirtschaftlichen und industriellen Erzeugnissen, somit der gesamte Geldverkehr. Die Indianer befinden sich größtenteils noch auf einer so niedrigen Bildungsstufe, daß sie ihre geschäftlichen Angelegenheiten nicht selbst besorgen können. Das Bestreben der Regierung geht dahin, die Indianer zu selbständigen Landwirten, Handel- und Gewerbetreibenden zu entwickeln. Die Bevormundung dient lediglich dazu, die Indianer zu schützen; ihnen in allem jetzt schon die völlige wirtschaftliche Unabhängigkeit zu geben, würde ihr Ruin sein (M. Mc Dowell). Eine gewisse Anzahl von Indianern sind jetzt schon voll berechtigte, freie Bürger der Vereinigten Staaten, und es gibt darunter geistig hochentwickelte Persönlichkeiten mit akademischer Bildung. Aber auf der anderen Seite finden sich Tausende, die nur ein paar Worte Englisch sprechen, weder lesen noch schreiben können und sich trotz der Beeinflussung durch die Weißen noch in einem fast gänzlich unzivilisierten Zustand befinden. Mannigfach sind die Lebensbedingungen und damit auch die Entwicklungsmöglichkeiten infolge der außerordentlichen Verschiedenheit der örtlichen Verhältnisse. Die Indianer betreiben je nach den Bedingungen der Gegend Landwirtschaft, Fischerei, Viehzucht, außerdem üben sie verschiedenerlei Handwerk aus, stellen besonders Webarbeiten und Töpfereien her. Wenn sie auch das Christentum angenommen und viel von ihrer ursprünglichen Art verloren haben, so halten sie doch an den Lebensgewohnheiten ihrer Vorfahren zähe fest, tragen eine ihren meist ärmlichen Verhältnissen entsprechende, einfache, aber doch in Einzelheiten noch an die alte Tracht erinnernde Kleidung und wohnen größtenteils in fensterlosen Hütten wie ehedem. Ihre primitive Lebensweise behalten sie vielfach auch bei, wenn sie zu Vermögen kommen. So gelangte eine Anzahl Indianer im Staate Oklahoma durch Petroleumquellen, die auf den ihnen gehörenden Gründen gebohrt wurden, zu beträchtlicher Wohlhabenheit. Einige dieser Neureichen ließen sich Steinhäuser im Stile der Weißen bauen. Wie uns erzählt wurde, konnten sie es jedoch darin nicht aushalten und bezogen sehr bald wieder ihre alten Hütten. Der westlichen Bildung und Zivilisation sind sie großenteils abgeneigt, der Assimilation setzen sie ganz im Gegensatz zu den Negern Widerstand entgegen. Die Missionen bemühen sich, durch die Errichtung von Kirchen und Schulen die Indianer der Zivilisation zu gewinnen, haben aber mit erheblichen Schwierigkeiten zu kämpfen. So ist es gegenwärtig nur gelungen, etwa ein Drittel der Kinder einzuschulen. Auch die ärztliche Fürsorge, die ihnen die Regierung durch amtlich beauftragte Ärzte bietet, wird von den Indianern nur zum Teil angenommen.

Der ärztliche Dienst in den Reservationen wird teils von haupt-, teils von nebenamtlich angestellten Ärzten ausgeübt. 1923 waren 161 Ärzte, 6 reisende Zahnärzte, 3 reisende Augenärzte im Dienste des Indian Office; 56 Ärzte waren nur nebenamtlich beschäftigt. Wie in den amtlichen Veröffentlichungen beklagt wird (M. Mc Dowell), stehen dem Indian Office nicht genügend Geldmittel für eine ausreichende Einrichtung und Aufrechterhaltung des ärztlichen Dienstes zur Verfügung. Die Ärzte sind sehr schlecht bezahlt; die Hospitaleinrichtungen lassen viel zu wünschen übrig. 1923 hatte die Regierung für eine Indianerbevölkerung von 240 000 Menschen (hierbei sind nur die Bevormundeten, restricted indians, gezählt) abgesehen von Tuberkuloseheimen und der Irrenanstalt Canton bei den Reservationen nur 997 Betten zur Verfügung.

Die Zahl der Indianer in den Vereinigten Staaten beträgt zurzeit 349 595. Diese Zahl erscheint klein und man sollte meinen, sie stelle einen geringen Rest der ehemaligen Gesamtbevölkerung der Gebiete dar, die jetzt die Vereinigten Staaten inne haben. Dies wird jedoch bestritten und es wird sogar behauptet, die Indianer hätten zur Zeit der Invasion keine größere Menschenmasse gebildet, vielmehr seien jetzt eher mehr Indianer vorhanden als zuvor. Inwieweit solche Angaben den Tatsachen entsprechen, entzieht sich wohl der Beurteilung. Sicher ist jedoch, daß in den letzten Jahrzehnten eine Zunahme der Indianerbevölkerung zu verzeichnen war.

Während nach der alten Überlieferung die freien Indianer körperlich vortrefflich ausgebildete, ungemein leistungsfähige Männer von seelischem Adel, Stolz und Rechtlichkeitsgefühl waren, sollen sie nach der Berührung mit den Weißen körperlich und seelisch degeneriert sein. So berichtet Lake, die Indianer hätten sich nach der Okkupation durch den Verlust ihrer freien ungebundenen Lebensweise, besonders aber durch die Einfuhr von Krankheiten und von Alkohol sehr zu ihrem Nachteil verändert. Sie wurden faul und stumpf, verloren ihren Stolz und ihr Unabhängigkeitsgefühl. Die Widerstandsfähigkeit gegen Krankheiten nahm ab. Die Indianer wurden schwache, ermüdbare, gegen Temperatureinflüsse empfindliche Menschen. Besonders verheerend wirkte der Alkohol. Unter den Krankheiten ist vor allem die Tuberkulose zu nennen, die einen perniziösen Verlauf bei den Indianern zu nehmen pflegte. Nach Lake starb ein Drittel der Kinder vor dem 5. Lebensjahr an Tuberkulose. In den letzten 20—30 Jahren sollen sich die Verhältnisse jedoch gebessert, die Kindersterblichkeit soll abgenommen haben, die Tuberkulosesterblichkeit auch bei den Erwachsenen zurückgegangen sein. Geave behauptet sogar, die gesundheitlichen Verhältnisse seien bei den Apachen in Arizona und New Mexico jetzt bessere als bei den Weißen. Während der ersten drei Viertel des vergangenen Jahrhunderts wird in allen ärztlichen Schilderungen die Tuberkulose als ein besonders häufiges und bösartiges Leiden bezeichnet. Aber auch anderen Infektionskrankheiten gegenüber sollen die Indianer eine geringe Widerstandsfähigkeit gezeigt haben. So habe 1829 und 1830 eine Masernepidemie (J. Moses) die Hälfte der Indianer der Pacificstaaten Washington und Oregon vernichtet; 1834 habe eine Pockenepidemie die Hälfte der Indianer der Californischen Küste fortgerafft (J. C. Summer). Auch Pneumonien, Bronchitiden, Influenza und Malaria sollen sehr verbreitet gewesen sein und viele Todesopfer gefordert haben. In einer Veröffentlichung von Kneeland (1864) wird hervorgehoben, bei den Onondaga-Indianern verlaufen Masern, Scharlach, Meningitis, Diphtherie ungewöhnlich oft tödlich, auch habe es dort viel Pocken und Typhus gegeben. Nach Webb (1887) litten von 397 Kranken bei den Chi-hua-hua-Indianern in Arizona 152 an Malaria und 16 an Recurrens. Eingehende Angaben über die gesundheitlichen Zustände bei den Indianern des Südwestens der U.S.A. (Colorado, Arizona, New Mexico) und des nördlichen Mexikos macht aus neuerer Zeit (1908) Hrdlička und er sagt wie Geave, die Gesundheit dieser Indianerstämme sei jetzt besser als die der dort wohnenden Weißen. Die Indianer hätten weniger schlechte Erbanlagen, weniger Störungen in den physiologischen Entwicklungsjahren und weniger Neubildungen, aber geringe Widerstandsfähigkeit gegen gewisse Infektionskrankheiten. Häufig seien Lungenkrankheiten, Pneumonie und vor allem Tuberkulose; diese nehme bei Jugendlichen einen ungünstigen Verlauf. Pocken seien für die Indianer sehr gefährlich; bei den Zuni-Indianern (New Mexico) seien im Winter 1898/99 250 Todesfälle an Pocken vorgekommen und Pocken sei die Hauptursache der Abnahme der Zuni-Bevölkerung. Keiner der Stämme des Südwestens, die Hrdlička besuchte, sei von Pocken frei gewesen. Auch die Masern hätten eine größere Mortalität als bei den Weißen; lokalisierte Masernepidemien seien häufig und es werden auch Erwachsene davon befallen. Malaria sei verbreitet und mache schwere Anämien. Hingegen komme Scharlach wenig vor und auch Typhus sei sehr selten. Diphtherie, Influenza und Keuchhusten trete zuweilen auf. Krebs gäbe es gar nicht und Arteriosklerose sei ungewöhnlich.

Ich lasse zwei Zusammenstellungen von Hrdlička folgen, von denen die eine die bei den Indianern des Südwestens häufigen, die andere die bei ihnen seltenen Krankheiten aufführt.

Häufig bei den Indianern des Südwestens:

Erkrankungen des Magen-Darmtraktus — Erkrankungen der Respirationsorgane — Augenerkrankungen — Muskelrheumatismus — Senile Arthritis — Pocken — Masern — Malaria — Dysenterie — Pemphigus contagiosus (bei Kindern).

Selten bei den Indianern des Südwestens:

Anämie — Erkrankungen der Brust (Affection of breasts) — Erkrankungen des Herzens, der Arterien und Venen — Asthma — Leberkrankheiten — Erkrankungen der weiblichen Geschlechtsorgane einschließlich solcher bei Schwangerschaft, Wochenbett und Laktation — Viele Hautkrankheiten — Zahnkaries — Krebs — Rachitis — Hernien — Idiotie — Geisteskrankheiten — Nervenkrankheiten (mit Ausnahme der Epilepsie) — Scharlach — Knochenbrüche.

Einer Zusammenstellung von 91 Berichten über 107 000 Indianer, betreffend Tuberkulose, die Hrdlička bringt, entnehme ich, daß sich 2836 Fälle von Tuberkulose, darunter 1038 von Lungentuberkulose fanden. Es wird geschlossen, die Tuberkulose sei wohl nicht häufiger als bei den ärmeren Klassen der Weißen. Große Unterschiede bestünden zwischen den einzelnen Stämmen; besonders viel Tuberkulose finde sich bei den Sioux, wenig bei den Navajos. Weiterhin wurden von Ärzten aus 102 Orten über 125 000 Indianer und Mischlinge folgende Krankheiten mitgeteilt (nach Hrdlička 1908): Albinismus 24 Fälle, Kropf 376 Fälle aus 36 Orten (66 Orte ohne Kropf), Kretinismus 3 Fälle, dazu einzelne mildere Fälle, Geistesstörungen 48 Fälle, Epilepsie 146 Fälle, Idiotie aller Grade 134 Fälle, Rückgratsverkrümmungen 96 Fälle. Nach den Mitteilungen aus dem Indian Office (M. Mc Dowell) starben im Jahre 1920 6070 Indianer, darunter 1436 oder 25 vH im Alter unter 3 Jahren. 1230 Todesfälle erfolgten infolge Tuberkulose. 1920 untersuchten die Regierungsärzte 66 718 Indianer, an denen bei 24 773 latente oder aktive Tuberkulose festgestellt wurde. 30 795 Indianer litten an Trachom. Die Sterblichkeitsrate für die Gesamtbevölkerung in den U. S. A. betrug, soviel ich ermitteln konnte, 1920 13,8 vT, für Indianer 22,33 vT. 1913 jedoch — 7 Jahre zuvor — war die Sterblichkeitsrate bei den Indianern 32,24 vT, somit noch um 9,91 vT höher (zitiert bei M. Mc Dowell).

Die gesamte *psychiatrische Literatur* über die nordamerikanischen Indianer besteht in einer einzigen Veröffentlichung. Diese stammt aus dem Jahre 1912 und ihr Verfasser ist Dr. H. R. Hummer, der Direktor der Indianerirrenanstalt in Canton (South Dakota). Hummer errechnete für Ende des Jahres 1911 als Gesamtzahl der geisteskranken Indianer in den U. S. A. 150, von denen in Canton damals nur 58 interniert waren. Bezogen auf eine indianische Gesamtbevölkerung von 300 000 kam damals 1 Geisteskranker auf 2000. Hummer äußerte aber die Meinung, in Wirklichkeit stelle sich das Verhältnis wohl ungünstiger, nämlich auf 1 : 1000. Es gäbe mehr geisteskranke Indianer als interniert würden. So habe er erfahren, daß allein in der Flathead-Reservation in Montana 15—20 Epileptiker sich befänden, die größtenteils psychisch gestört seien. Von verständigen Indianern höre er immer wieder, daß in ihren Reservationen eine Anzahl Geisteskranker seien, die eigentlich nach Canton gehörten.

Infolge der Zurückhaltung und des Aberglaubens der Indianer gelangen diese
Fälle nicht zur Kenntnis der weißen Ärzte, und es sei nicht verwunderlich, wenn
die in den Reservationen tätigen Ärzte sie nicht ausfindig machen könnten, da
sie gewöhnlich ein räumlich sehr ausgedehntes Gebiet ärztlich zu versorgen hätten.
Die Indianer ziehen vielfach ihre eigenen Medizinmänner vor und halten ihre
Kranken den amerikanischen Ärzten fern. Darauf sei es auch zurückzuführen,
daß manche Ärzte in den Reservationen während ihres ganzen Lebens nicht mehr
als ein Dutzend geisteskranker Indianer zu sehen bekämen.

Von 58 Kranken, die sich am 30. Juni 1911 in der Anstalt Canton befanden,
litten an Dementia praecox 15, Epilepsie 14, angeborenen Schwachsinnszustän-
den 8, Alkoholismus 6, manisch-depressivem Irresein 5, senilen Psychosen 6,
arteriosklerotischer Demenz 2, Hysterie und Paranoia je 1.

Wesentliche Unterschiede in der Erscheinungsweise und im Verlauf der
Geisteskrankheiten bei den Indianern gegenüber den entsprechenden Krankheitsformen bei den Weißen vermochte Dr. Hummer nicht ausfindig zu machen.
Im ganzen seien die Indianer erregbarer und zerstörungssüchtiger. Betont wurden
die homizidalen Impulse bei den Alkoholisten; sämtliche 6 Alkoholiker hatten
vor der Aufnahme Totschlagsversuche gemacht.

Nach einer uns von der indianischen Abteilung des Ministeriums des Innern
gegebenen Information befanden sich im Jahre 1925 von 349 595 Indianern
110 Geisteskranke in Anstaltsbehandlung. Davon waren 94 in der Anstalt in
Canton (South Dakota), und 14 weitere Fälle in anderen staatlichen Anstalten.
Frei lebend in den Reservationen befänden sich eine Anzahl von Indianern, die
als geisteskrank zu bezeichnen und größtenteils Imbezille und Idioten seien.

## II. Die Syphilis der nordamerikanischen Indianer.

### 1. Die bisherigen Feststellungen über die klinische Syphilis der Indianer.

Ob die Syphilis bei den nordamerikanischen Indianern schon vor der Berührung mit den Weißen vorkam, ist ungewiß. Wie Hunter, der zu Anfang des
19. Jahrhunderts als Kind von Indianern gefangen wurde und 15 Jahre
unter ihnen gelebt hat, 1822 mitteilte, behaupten die Indianer, die Geschlechtskrankheiten seien vor der Berührung mit den Weißen bei den Indianern ganz
unbekannt gewesen. Hingegen gilt nach Moody bei den Indianern die Tradition, die Syphilis habe schon vor der Invasion der Weißen bestanden; die sogenannten „older men" oder „old seers" (Seher), die die Tradition von Geschlecht
zu Geschlecht übermitteln, datieren die Syphilis in die früheste Vergangenheit
zurück. In Steingräbern und Erdhügeln im Mississippital (Georgia, Tennessee,
Kentucky, Louisiana und Mississippi) hat man menschliche Knochen gefunden,
deren Alter man auf über 500 Jahre schätzte, was man aus den Jahresringen der
auf den Gräbern wachsenden Bäume erschloß. Veränderungen an diesen Knochen
wurden als Zeichen von Syphilis gedeutet. Diese Auffassung hat jedoch einer
kritischen Beurteilung nicht standhalten können. Hrdlička hat bei der Untersuchung von Knochenteilen in alten Indianergrabstätten niemals für Syphilis
charakteristische Veränderungen gefunden, während er an Schädeln von Indianern aus Alaska neueren Datums eindeutige syphilitische Destruktionen feststellen konnte. Er bezweifelt deshalb das Vorhandensein von Syphilis bei In-

dianern vor der Invasion durch die Weißen. Der erste Bericht über Syphilis bei den nordamerikanischen Indianern stammt von Jon Lawson — ,,A new voyage to Carolina", London 1709 — (zitiert bei J. Jones), also 200 Jahre nach der Invasion, wo schon eine reichliche Vermischung stattgefunden hatte. Der bereits erwähnte Hunter berichtete aus dem ersten Viertel des 19. Jahrhunderts, daß die Indianer, welche die Niederlassungen der Weißen am Missouri und Mississippi besuchten, sich oft mit Syphilis infizierten; die Händler und Bootsleute, die den Mississippi hinunter nach New Orleans fuhren, kehrten häufig infiziert zu ihren Stämmen und Familien zurück. B. Dowler hat im Jahre 1857 einige Berichte von Militärärzten aus den fünfziger Jahren des 19. Jahrhunderts zusammengestellt. Danach berichtete der Assistant Surgeon Israel Moses 1852 über die Indianer der Pacificregion in den Staaten Washington und Oregon, die Syphilis und in ihrem Gefolge die Tuberkulose sei die Geißel dieser Völker (scourge of these nations). Assistant Surgeon I. M. Haden berichtete 1853: Syphilis und Gonorrhöe seien bei allen den Weißen bekannten Indianerstämmen sehr verbreitet. Aus dem Jahre 1854 liegt ein Bericht von G. Suckley vor, in dem es heißt, die Indianer des Columbia River würden durch Pocken, Alkoholismus und Syphilis entvölkert. Im Jahre 1864 schrieb auf Grund von Erfahrungen bei dem Onondagastamm J. Kneeland: Syphilis und Tuberkulose sind die immer gegenwärtigen chronischen Feinde dieses Stammes (the ever present chronic foes of this tribe); kongenitale Syphilis sei gleichfalls häufig. In einer neueren Arbeit von Lake aus dem Jahre 1902 steht, die Syphilis sei bei den Indianern vor 40 Jahren sehr häufig gewesen; nach Aussage eines alten Arztes habe sie fast in jeder Familie geherrscht; die Epidemie habe 10—15 Jahre gedauert, später habe die Syphilis sehr abgenommen. Vor 20 Jahren habe man noch häufig Spuren von überstandener Syphilis sehen können.

Hrdlička, der in den Jahren 1898—1905 mehrere anthropologische Expeditionen zu den Indianerstämmen des Südwestens der Vereinigten Staaten (Colorado, New Mexico und Arizona) und des nördlichen Mexico unternommen hat, gibt an: Geschlechtskrankheiten kommen mehr oder weniger häufig bei den Indianerstämmen in der Nähe von Eisenbahnlinien und größeren Ansiedlungen von Weißen vor. Trotz der unhygienischen Verhältnisse macht die Syphilis im allgemeinen keine größeren Gewebszerstörungen oder schwere Allgemeinerscheinungen. Congenitale Syphilis ist sehr selten. Bei den Zuni-Indianern konnte Hrdlička keinen Fall von tertiärer Syphilis ausfindig machen; hingegen sah er ein Kind, das wahrscheinlich Lues congenita hatte. Auch von den Navajo-Indianern hebt dieser Autor die Seltenheit der tertiären Syphilis hervor.

## 2. Das Ergebnis der Umfrage der Regierung im Jahre 1925.

Der Leiter der indianischen Abteilung (Office of Indian Affairs) des amerikanischen Ministeriums des Innern, Mr. Charles H. Burke hatte die Güte, im Sommer 1925 auf unsere Bitte Erkundigungen bei sämtlichen in den Indianerreservationen tätigen Ärzten sowie bei den in Frage kommenden Irrenanstalten über das Vorkommen von Syphilis und Paralyse bei den Indianern einzuziehen und uns das Material zur Verfügung zu stellen.

Bei der Durchsicht der auf diese Umfrage der Regierung von den ,,Agency and School Physicians" aus den Indianerreservationen übersandten Berichte gewinnt man den Eindruck, daß die Verbreitung der Syphilis bei den Indianern nicht überall die gleiche ist und daß auch die einzelnen Stämme, die innerhalb ein und desselben Staates leben, bald mehr, bald weniger von Syphilis durchseucht sind. Aus 20 Staaten liegen 118 Berichte vor, in denen größtenteils die betreffenden Ärzte auch über die Zahl der Syphilisfälle Mitteilung machen, die sie während ihrer Tätigkeit als Ärzte bei den Indianern beobachtet haben. Nicht wenige Ärzte haben niemals einen Fall von Syphilis bei Indianern gesehen; die meisten Ärzte haben hin und wieder einmal einen syphilitischen Indianer behandelt: ein Arzt in Florida hat 2, ein Arzt in Utah „mehrere Fälle" behandelt; von zwei Ärzten in Wisconsin hat der eine 5, der andere 0 Fälle, von drei Ärzten in Montana hat einer keinen Fall, der zweite wenige Fälle, der dritte 2 frisch von Mexicanern infizierte Navajo-Mädchen, ein Arzt in Mississippi hat 3 Fälle behandelt — und in dieser Weise wird über spärliche Beobachtungen von vielen anderen Ärzten berichtet. Ein Arzt hat in North Dakota während 20 Jahren nur 2 indianische Syphilitiker zu sehen bekommen. Ein Arzt aus der Yakima-Reservation, Toppenich, Washington, äußert sich auf Grund einer fünfzehnjährigen Erfahrung dahin, die Syphilis sei bei den Vollblutindianern sehr selten, was er auf ihre isolierte Lebensweise und nicht etwa auf eine Immunität gegenüber der Syphilis zurückführe. Bei den Jicarilla-Apachen in New Mexico fand ein Arzt während elfjähriger Tätigkeit nie einen Fall von Syphilis oder eine andere Geschlechtskrankheit. Aus dem gleichen Staate New Mexico liegen weitere Berichte vor, die sich auf verschiedene Stämme beziehen: kein Fall bei den Zuni-Indianern, Blackrock, seit 6 Jahren, 1 Fall bei den Pueblo-Indianern, in Isleta im Jahre 1923, kein Fall bei den Pueblo-Indianern in Santa Fe seit 11 Jahren. Im Staate Arizona haben drei Ärzte nie einen Fall, einer „wenige Fälle", einer „viele Fälle" behandelt; von einer anderen Agency in Arizona liegen zahlenmäßige Berichte vor: 17 Fälle von 1923—1925. In der Winebago Indian Agency, Nebraska, wird im Hospital wöchentlich einmal Sprechstunde für geschlechtskranke Indianer gehalten und es stehen dort 10—15 Fälle von Syphilis durchschnittlich in Behandlung. Aus Siletz, Oregon: früher habe es in der dortigen Reservation sehr viel erworbene und congenitale Syphilis bei den Vollblutindianern gegeben, die Syphilis sei aber durch hygienische Maßnahmen und durch bessere Behandlung sehr zurückgegangen. Ziemlich häufig scheint die Syphilis bei Indianerstämmen im Staate Oklahoma zu sein. Ein Arzt berichtet aus der Ponca Indian Agency, Whiteagle, Oklahoma: er praktiziere seit mehr als 20 Jahren bei den Otoes, Poncas und Tonkiawas und schätze die Häufigkeit der Syphilis unter den jüngeren Indianern auf 5 vH. Ein anderer Arzt, der seit 1910 bei den gleichen Stämmen und außerdem bei den Kaw- und Osage-Indianern tätig war, sagt, er habe eine größere Zahl von Syphilitikern beobachtet, und bei den meisten Fällen sei die Diagnose durch Blut- oder Liquoruntersuchung sichergestellt worden; er nehme an, daß von den Ponca-Indianern 10 vH an erworbener oder congenitaler Syphilis leiden. Obwohl die Syphilis bei diesen Stämmen recht häufig vorzukommen scheint, haben beide Ärzte nie einen Fall von Paralyse diagnostiziert.

Soweit sich die Ärzte über das Vorkommen von Lues congenita äußern, tun sie es meist auf Grund von Erfahrungen, die sie in ihrer Eigenschaft als Schulärzte machen konnten. Der überwiegende Teil der Berichte lautet negativ:

kein Fall von Lues congenita. Ein Arzt aus dem Staate Oregon betont, daß unter 130 Schulkindern keines Hutchinsonsche Zähne gehabt habe. Ein Arzt in Siletz, Oregon, behandelte 2 Kinder mit Lues congenita. In Arizona haben zwei Ärzte je 1 syphilitisches Kind behandelt. Schließlich weiß noch ein Arzt aus South Dakota über 1 Fall zu berichten. Herr Dr. Charles C. Browning in Los Angelos war so freundlich, für uns über die Frage der Lues congenita Erkundigungen bei einem besonders erfahrenen Fachmann, Dr. W. W. Roblee einzuziehen, der seit vielen Jahren an dem Sherman Institute, Riverside, Calif., einer großen Indianerschule, tätig ist. Die Auskunft Dr. Roblees lautete: Mein Eindruck auf Grund klinischer Beobachtung von vielen Tausenden von Indianerkindern ist der, daß Syphilis bei ihnen nicht häufiger ist als bei weißen Kindern.

Die Regierung in Washington hatte die Ärzte auch um Angaben darüber ersucht, ob Besonderheiten in der Erscheinungsweise und im Verlauf der Syphilis bei den Indianern beobachtet worden seien. Mit wenigen Ausnahmen lautete die Antwort: kein Unterschied der Indianersyphilis gegenüber der Syphilis anderer Rassen, Erscheinungen und Verlauf typisch. Ein Arzt in Oregon schreibt, die Syphilis verlaufe milder bei den Indianern. Ein anderer Arzt aus dem gleichen Staat berichtet, die Indianersyphilis habe keine Besonderheiten gegenüber der Syphilis der Weißen; er habe Fälle mit hartem Schanker, Pharyngitis, Adenitis, Hautexanthemen und Augenerkrankungen behandelt. Ein Arzt in Oklahoma äußert: die Erscheinungen auf der Haut und der Schleimhaut seien bei den Indianern milder, die Beteiligung der Lymphdrüsen stärker. Nach der Beobachtung eines Arztes im Staate Washington ist hinsichtlich der Primäraffekte kein Unterschied; die Erscheinungen des Sekundärstadiums sind im allgemeinen geringer mit Ausnahme häufiger und schwerer Augenerkrankungen, tertiäre Formen sind nicht häufig. Nach einem Bericht aus Arizona sehen die syphilitischen Affektionen infolge der Unsauberkeit und der Vernachlässigung der Therapie oft häßlich aus und verhalten sich hartnäckiger gegenüber der Therapie; fast jeder Syphilitiker sterbe an aktiver Tuberkulose.

Soweit aus den Berichten ein Urteil zu gewinnen ist, scheint die Syphilis bei den Indianern keine besonderen Merkmale zu tragen, durch die sie sich von der Syphilis der Weißen unterscheidet. Sicher dürfte es wohl sein, daß die Indianersyphilis nicht schwerer verläuft und nicht durch eine Häufung von Affektionen in einem bestimmten Stadium etwa im Tertiärstadium hervortritt. Eher scheint ein milder Verlauf angenommen werden zu können.

### 3. Serodiagnostische Feststellungen über die Syphilishäufigkeit.

Zuverlässige Unterlagen für die Häufigkeit der Syphilis mittels fortlaufender Blutuntersuchungen bei den nordamerikanischen Indianern zu gewinnen, ist, soweit uns bekannt wurde, bisher nur zweimal versucht worden.

Im Auftrage der Indianischen Abteilung des Ministeriums des Innern in Washington hat Dr. Don G. Lynwalter, Superintendent des Laguna Sanatoriums, Laguna, New Mexico, im Jahre 1923 Wassermannuntersuchungen bei den Pueblo-Indianern in New Mexico vorgenommen. In dem Bericht dieses Arztes, den uns das Ministerium freundlichst zur Verfügung stellte, heißt es, daß es überall gelungen sei, Blut zu entnehmen, mit Ausnahme von San Felipe und

San Domingo, wo nur von Schulkindern Blutproben zu erhalten waren. Wie ich von anderer Seite (Dr. L. Kanner) erfuhr, waren die Indianer sehr schwer dazu zu bewegen, die Untersuchungen bei sich vornehmen zu lassen, und es bedurfte einer Überredung von mehr als 4 Monaten, bis das Material zusammengebracht war. Die Erwachsenen weigerten sich vielfach, das ihnen von Gott gegebene Blut den Weißen ohne Grund zu überlassen. Dr. Lynwalter gelang es, 426 Blutproben zu entnehmen, von denen 43, somit rund 10 vH, positive Wa.R. ergaben. Das Material setzte sich aus Blutproben zusammen von

1. 226 erwachsenen männlichen Indianern, von denen 27 = 13,5 vH, von
2. 111 erwachsenen weiblichen Indianern, von denen 8 = 7,7 vH. und von
3. 89 Schulkindern, von denen 8 = 9,8 vH. positive Wa.R. darboten.

Fernerhin hat Dr. Henry Craig Fleming als Arzt eine archäologische Expedition des Museum of the American Indians zu den Zuni-Indianern in New Mexico im Jahre 1921 begleitet. Bei dieser Gelegenheit hat Fleming 79 Blutproben von Männern, Frauen und Kindern der Zuni-Indianer entnommen und untersuchen lassen. Das Resultat war: 5 positive, 67 negative Reaktionen; 7 Sera konnten wegen Selbsthemmung nicht geklärt werden. Der Prozentsatz der nach Wassermann positiven Fälle stellte sich somit auf 6,9. Es war nicht möglich in Erfahrung zu bringen, in welcher Weise sich die Resultate auf die drei Gruppen: Männer, Frauen und Kinder verteilten. Fleming betont, daß syphilitische Erscheinungen bei den Zuni etwas Ungewöhnliches seien.

Es ist zu beachten, daß die bisherigen Erfahrungen über das Ergebnis fortlaufender Wassermannuntersuchungen bei Indianern nur aus dem einzigen Staate New Mexico stammten. Man darf also nicht diese aus einem räumlich eng begrenzten Gebiete erhaltenen Zahlen auf die syphilitische Durchseuchung der nordamerikanischen Indianer im ganzen beziehen.

Nicht unerwähnt möchte ich lassen, daß ein bei den Pueblos in Isleta, New Mexico tätiger Amtsarzt in einem Bericht an die Regierung Zweifel an der Zuverlässigkeit der Wassermannuntersuchungen, die bei den Pueblos angestellt wurden, äußerte. Auf Grund klinischer Untersuchungen, die er bei den Pueblos in Isleta gemacht habe, wo man viele Fälle mit positiver Wa.R. festgestellt hatte, könne er sich nicht der Auffassung anschließen, daß die Syphilis dort häufig sei.

## 4. Eigene Blutuntersuchungen bei Indianern der Irrenanstalt in Canton, S. D.

Die Anstalt Canton im Staat South Dakota, in der Nähe der Stadt Sioux Falls gelegen, bietet Platz für etwa 100 Kranke und nimmt nur Indianer auf. Die Anstalt besteht aus zwei getrennten Gebäuden, einem für Männer und einem für Frauen. Leiter der Anstalt ist Dr. H. R. Hummer, der seine psychiatrische Ausbildung im St. Elizabeth Hospital in Washington genossen hat. Er ist der einzige Arzt der Anstalt. Da er ohne Assistenz ist und den ganzen wirtschaftlichen Betrieb zu leiten hat, ist es ihm zu seinem eigenen Leidwesen nicht möglich, die psychiatrische Durcharbeitung seines Krankenmaterials in einer Weise vorzunehmen, wie er gern möchte. Dazu kommt, daß die Exploration der Kranken außerordentlich viel Zeit erfordert und in der Mehrzahl der Fälle dadurch erschwert oder auch völlig unmöglich gemacht wird, daß die Kranken zum großen Teil die englische Sprache nicht verstehen. Die indianischen Idiome, die die Kranken in der Anstalt sprechen, weichen voneinander weitgehend ab, so daß die Kranken auch untereinander sich oft nicht verständigen können. Die Anstalt in Canton ist als einzige Indianer-Irrenanstalt des Landes der Sammelplatz für geisteskranke Indianer aller Reservationen. Das Krankenmaterial von 96 Fällen, das zur Zeit unserer Anwesenheit sich in Canton befand, setzte sich aus Angehörigen von 27 verschiedenen Stämmen (tribes) zusammen. Da die Kranken häufig von weither nach Canton gebracht werden, ist die Erhebung einer Anamnese von Angehörigen, selbst wenn eine sprachliche Verständigung möglich wäre, in der Regel ausgeschlossen. Da infolgedessen über etwa vorausgegangene Syphilis und über die Entwicklung der psychischen Störungen selten etwas ermittelt werden kann, gestaltet sich die Aufklärung der Fälle meist ungemein schwierig. Nicht einmal über das Lebensalter der Kranken lagen objektive Angaben vor.

Wir verbrachten 4 Tage in der Anstalt in Canton, wo wir in liebenswürdigster Weise von Dr. Hummer und seiner Gattin aufgenommen, als deren Gäste verweilten. Dr. Hummer stellte sich uns während unseres Aufenthaltes in Canton vollkommen zur Verfügung und tat alles, was in seinen Kräften stand, uns behilflich zu sein.

Um aus eigener Anschauung einen Einblick in die Zusammensetzung des Krankenmaterials zu gewinnen, untersuchte Kraepelin ohne besondere Auswahl eine Gruppe von Kranken. Es gelang ihm in der kurzen Zeit Diagnosen bei 37 Kranken zu stellen, die folgendermaßen lauteten: Schizophrenie 22, Idiotie — Imbezillität 6, Epilepsie 4 Fälle, Psychopathie, senile Psychose, postapoplektischer Schwachsinn, Encephalitis lethargica, Melancholie (senile Psychose?) je 1 Fall.

Das gesamte Krankenmaterial von 96 Fällen, das sich zur Zeit unseres Besuches in Canton befand, war von Dr. Hummer wie folgt diagnostiziert worden: Schizophrenie 36 (26 Hebephrene, 6 Paranoide, 4 Katatone), Imbezillität und Idiotie 25, Epilepsie 18, senile Demenz 6, Psychopathie 3, Alkoholismus 3, manisch-depressives Irresein 2 Fälle, Paranoia, Encephalitis epidemica, postapoplektische Demenz je 1 Fall.

Die verschiedene Stammeszugehörigkeit brachte es mit sich, daß die Typen keineswegs ein einheitliches Bild darboten, sondern nur einzelne Kranke sich einigermaßen glichen. Selbst innerhalb der Kranken eines Stammes waren für unsere ungeschulten Augen die Unterschiede sehr groß. Die Buntheit des Bildes wurde dadurch verstärkt, daß neben anscheinend reinblütigen Indianern alle Abstufungen von Mischtypen vorhanden waren. Dr. Hummer schätzte die Zahl der „fullblood"-Indianer bei seinem gegenwärtigen Krankenmaterial auf 60 vH. Wie uns jedoch einer der erfahrensten amerikanischen Anthropologen, Professor Franz Boas von der Columbia-Universität in New York versicherte, sind alle derartigen Schätzungen willkürlich. Man kann, so sagte Professor Boas, bei einem Indianer, der Mischzüge zeigt, natürlich ohne weiteres erkennen, daß er nicht reinblütig ist; es gibt jedoch kein Kriterium, um festzustellen, daß ein reinblütig aussehender Indianer auch wirklich reinblütig ist. Welche praktischen Konsequenzen sich aus dieser Unmöglichkeit der Bestimmung der Rassenreinheit der Indianer ergeben können, zeigte uns Professor Boas an folgendem Fall: Anläßlich einer neuen Landverteilung, die die Regierung in einer nördlichen Indianerreservation vornehmen wollte, bei der nur reinblütige Indianer berücksichtigt werden sollten, wurde Professor Boas um ein Gutachten ersucht. Er lehnte die Erstattung des Gutachtens mit der Begründung ab, die Wissenschaft sei nicht imstande, die Rassenreinheit von Indianern festzustellen.

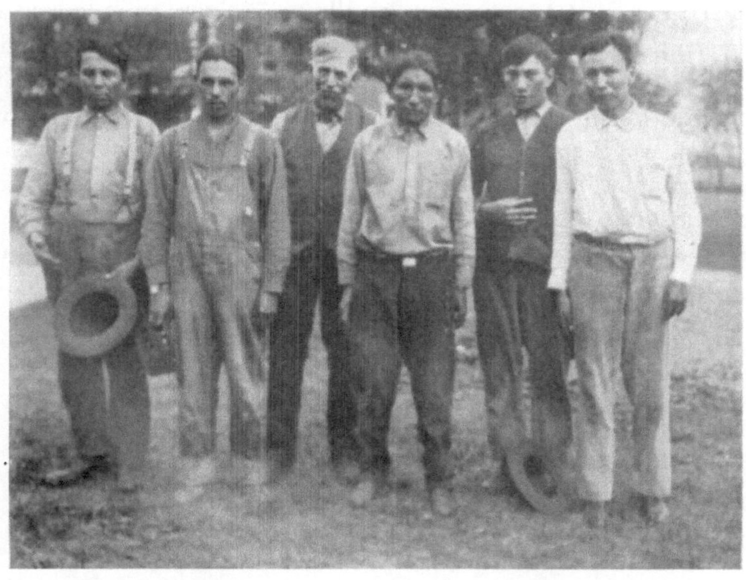

Abb. 3.  Gruppe geisteskranker Sioux-Indianer in der Irrenanstalt Canton, S. D.  Diagnosen von links nach rechts: Epilepsie, Psychopathie, Dementia praecox, Imbezillität, Epilepsie, Imbezillität.

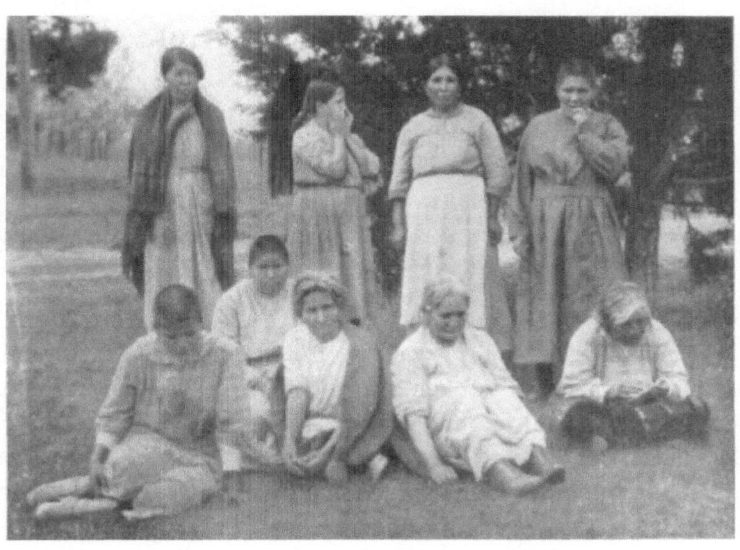

Abb. 4.  Gruppe geisteskranker Indianerinnen in der Irrenanstalt Canton, S. D.  Diagnosen nebst Namen der Indianerstämme, von links nach rechts: stehend: Dementia praecox (Sioux), Dementia praecox (Chippewa), Dementia praecox (Piute), Imbezilität (Chippewa); sitzend: Dementia praecox (Papago), Dementia praecox (Hopi), Imbezilität (Navajo), Dementia praecox (Blackfeet), Senile Demenz (Papago).

Drei Gruppenaufnahmen, die wir in Canton machten, mögen einen Eindruck von den dortigen Menschentypen vermitteln.

Wie wir schon zuvor durch Briefwechsel mit Dr. Hummer in Erfahrung gebracht hatten, waren bisher keine Blutuntersuchungen auf Syphilis in Canton

vorgenommen worden, wie denn auch in der Anstalt keine Laboratoriumsein-
richtung für Wassermannuntersuchungen bestand. Da es uns von Wichtigkeit
schien, das Krankenmaterial durchzuuntersuchen, hatten wir für Blutuntersuchungen in Chicago Vorsorge getroffen. In Chicago stellte sich uns Herr
Professor Willia m F. Petersen von der Illinois-University in liebenswürdigster
Weise zur Verfügung. In seinem Laboratorium in Chicago wurden die Untersuchungen von einer deutschen Dame, Frau Kahn, die ihre Ausbildung bei
Professor H. Sachs in Heidelberg genossen hatte, ausgeführt und, wovon ich
mich durch den Augenschein überzeugen konnte, in einer den höchsten Anforderungen genügenden Weise gemacht. Um noch sicherer zu gehen, gab Professor Petersen die Anregung, daß Kontrolluntersuchungen noch in einem
anderen erstklassigen Chicagoer Laboratorium angestellt würden, und er vermittelte uns hierfür die Beziehungen zu den National Pathological Laboratories

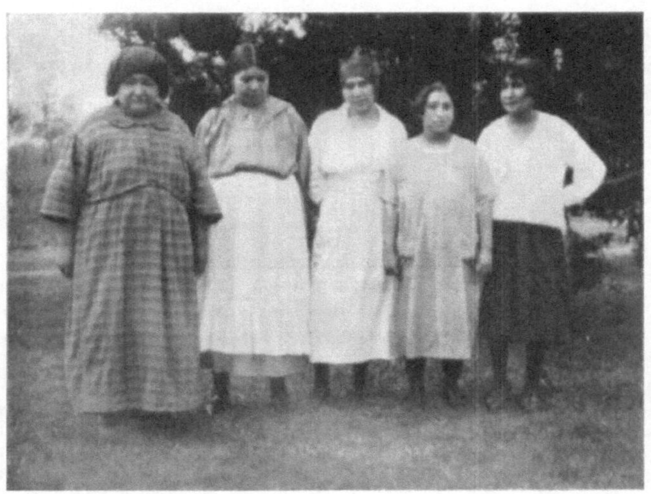

Abb. 5. Gruppe geisteskranker Indianerinnen in der Irrenanstalt Canton, S. D. Diagnosen nebst Namen der
Indianerstämme, von links nach rechts: Dementia praecox (Winnebago); Dementia praecox (Gros Ventres),
Psychopathie (Sioux), Imbezillität (Cherokee), Idiotie (Blackfeet).

in Chicago. Der Leiter dieser Laboratorien, Dr. J. J. Moore und seine Mit-
arbeiterin, Fräulein Dr. H. Swan, waren so freundlich, an sämtlichen Blutproben
auch ihrerseits die Wa.R. anzustellen. Sterile Versandgläser wurden von Chicago
nach Canton geschickt und erwarteten uns schon dort, als wir eintrafen.

Ich habe dann von den 96 Kranken der Anstalt bei 94 (48 Männern und
46 Frauen) Blutproben entnommen und nach Chicago gesandt. Im Laboratorium
von Professor Petersen wurde die Wassermannsche Reaktion nach der Original-
methode, sowie die Sachs-Georgische Reaktion angestellt. In den National
Pathological Laboratories wurde nur die Wassermannsche Reaktion angestellt
und zwar mit vier verschiedenartigen Antigenen.

Die Resultate stimmten gut überein; von den 94 Series wurden 7 Sera (2 männliche und 5 weibliche) teils infolge von Eigenhemmung, teils infolge von auf dem
Transport eingetretener Hämolyse nicht geklärt. Es blieben sonach 87 Sera
(46 männliche, 41 weibliche), bei denen einwandfreie Resultate erhoben werden
konnten.

Die Ergebnisse finden sich in nachfolgender Tabelle zusammengestellt.

**Blutuntersuchungen an geisteskranken Indianern in Canton, S. D.**
**Wa. R. und Sa. G. R.**

| Resultat | Männer | | Frauen | | Zusammen | |
|---|---|---|---|---|---|---|
| | abs. Zahlen | vH | abs. Zahlen | vH | abs. Zahlen | vH |
| positiv . . . . . . | 5 | 10,9 | 3 | 7,3 | 8 | 9,2 ⎫ 13,82 |
| positiv? . . . . . | 0 | 0 | 4 | 9,8 | 4 | 4,6 ⎭ |
| negativ . . . . . | 41 | 89,1 | 34 | 82,9 | 75 | 86,2 |
| | 46 | 100,0 | 41 | 100,0 | 87 | 100,0 |

Auf das gesamte Material berechnet, ergaben sich somit 9,2 vH positive Blutreaktionen. Die Männer reagierten in 10,9 vH, die Frauen in 7,3 vH positiv.
Weitere 9,8 vH der weiblichen Kranken hatten nicht eindeutig positiven, aber
suspekten Befund. Daher ist ein einwandfreier negativer Befund bei Frauen mit
82,9 vH seltener angetroffen worden als bei den Männern, die in 89,1 vH negativ
reagierten. Der Grad der syphilitischen Durchseuchung des Krankenmaterials
ist somit ein recht erheblicher.

Die nachfolgende Zusammenstellung unterrichtet über einige, die positiven
Fälle betreffende Daten.

| Namen | Stamm, Staat | Alter bei Blutunter-suchung | Alter bei Aufnahme | Aufnahme-jahr | Diagnose |
|---|---|---|---|---|---|
| | | **Männer.** | | | |
| | Eindeutig positiver Blutbefund (Wa. R. und Sa. G. R.). | | | | |
| Catron . . . | Navajo, Arizona | 20 | 17 | 1922 | Imbezillität. Liquor negat. |
| Dayra . . . | Navajo, Arizona | 26 | 23 | 1922 | Imbezillität? Dem. praecox? |
| Francisco. . | Papago, Arizona | 47 | 45 | 1923 | Dem. praecox |
| Gray Blanket | Sioux, South Dakota | 27 | 19 | 1917 | Epilepsie |
| Smith . . . | Chemehuevi, Arizona | 46 | 39 | 1918 | Dem. praecox |
| | | **Frauen.** | | | |
| | Eindeutig positiver Blutbefund (Wa. R. und Sa. G. R.). | | | | |
| Ensign . . . | Shoshone, Wyoming | 30 | 18 | 1913 | Idiotie |
| Wishecoby . | Menomini, Wisconsin | 28 | 20 | 1917 | Epilepsie |
| Bitz . . . . | Blackfeet, Montana | 24 | 18 | 1919 | Idiotie |
| | | **Frauen.** | | | |
| | Blutbefund positiv? | | | | |
| Ambrose . . | Colville, Washington | 28 | 26 | 1923 | Encephalitis le-thargica |
| Eldrige. . . | Blackfeet, Montana | 62 | 46 | 1909 | Dem. praecox |
| Espinoza . . | Pueblo, New Mexico | 64 | 62 | 1923 | Dem. praecox |
| Sheajormima | Hopi, Arizona | 32 | 14 | 1907 | Dem. praecox |

Überblickt man die klinischen Diagnosen, so sieht man, daß es sich um nicht
luetisch bedingte Störungen bei den wassermannpositiven Fällen handelte. Auch
bei den mit Jdiotie, bzw. Imbezillität bezeichneten Fällen ist eine luetische

Ätiologie zum mindesten nicht erweisbar gewesen. Der einzige Fall unter den positiv bzw. positiv? reagierenden Fällen, der syphilissuspekte neurologische Symptome in Form von Pupillenstörungen darbot, der Navajo-Indianer Catron, ein Imbeziller, wurde lumbalpunktiert (s. Fall 2 der lumbalpunktierten Kranken); er zeigte normale Liquorverhältnisse.

### III. Paralyse und sonstige Formen der Neurosyphilis der nordamerikanischen Indianer.

Der Direktor der Anstalt in Canton erklärte, daß sich zur Zeit unserer Anwesenheit kein Fall von Paralyse in der Anstalt befinde. Auf Grund unserer eigenen Untersuchungen konnten wir seine Angaben bestätigen.

Bei der Durchuntersuchung des ganzen Krankenmaterials in Canton auf das Verhalten der Pupillen fand ich vier Fälle mit Pupillenstörung heraus. Bei diesen Kranken machte ich die Lumbalpunktion und untersuchte den Liquor auf Zellen und Globuline, während die Wa.R., die Sa.G.R. und die Goldsol-Reaktion, ebenso wie die Blutuntersuchungen, in Chicago ausgeführt wurden.

Ich gebe eine kurze Skizzierung der Fälle:

**Fall 1.** Joe McEwin, Cherokee-Indianer aus Oklahoma. Aufgenommen: April 1918. Alter etwa 43 Jahre.

Keine objektive Anamnese. Schwachsinnig, weiß weder Ort noch Zeit. Vermag über sein Vorleben keine Angaben zu machen. Pupillen l>r; rechte Pupille sehr weit; Lichtreaktion beiderseits 0, Konvergenzreaktion abgeschwächt. Beiderseits Ptosis. Gang steif und unbeholfen. Rohe Kraft nicht herabgesetzt. P.S.R. und A.S.R. sehr lebhaft. Keine pathologischen Reflexe, kein Clonus. Schwerfällige Sprache.

Blut: Wa.R. und Sa.G.R. negativ. Liquor: 0 Zellen, Nonne negativ, Wa.R. (1,0) negativ, Sa.G.R. negativ, Goldsol normale Kurve.

Diagnose *Idiotie.*

**Fall 2.** Rec Catron, Navajo-Indianer aus Arizona. Aufgenommen: April 1922. Alter 21 Jahre.

Keine objektive Anamnese. Hatte bei der Aufnahme Gonorrhöe. Weiß nichts von luetischer Infektion; keine Anzeichen von Lues congenita. War 8 Jahre in der Schule, kann etwas lesen und schreiben. Sah in der ersten Zeit öfters Nachts Tiere im Anschluß an den Tod eines anderen Kranken. Später ruhig und unauffällig. Macht den Eindruck eines Imbezillen, für den er auch in der Anstalt gehalten wird. Pupillen: links fast lichtstarr, rechts Reaktion auf Licht ebenfalls sehr gering; Konvergenzreaktion beiderseits vorhanden, aber abgeschwächt. P.S.R. nur zuweilen auslösbar, sicher abgeschwächt. A.S.R. nicht auszulösen. Romberg 0. Keine Ataxie, keine Sensibilitätsstörung.

Blut: Wa.R. + + +. Sa.G.R. +. Liquor: 3 Zellen, Nonne negativ, Wa.R. (1,0) negativ, Sa.G.R. negativ, Goldsolreaktion normale Kurve.

Diagnose: *Imbezillität + Lues.*

**Fall 3.** Lizzi Red Owl, Sioux-Indianerin aus South Dakota. Aufgenommen: März 1922. Alter 28 Jahre.

Keine objektive Anamnese. Will nie geschlechtskrank gewesen sein. Leugnet Geschlechtsverkehr. Vater und Mutter sowie vier Brüder und zwei Schwestern seien gesund. Patientin spricht englisch, hat Schulbildung. Höfliches, unauffälliges Wesen. Keine Gedächtnisschwäche oder sonstige intellektuelle Störung. Gibt an, seit einem Jahre an Kopfweh, Schwindel und Magenschmerzen zu leiden. Andeutung von Hutchinsonschen Zähnen. Tremor der Hände und der Zunge. Pupillen: different, verzogen; Lichtreaktion erloschen; Konvergenzreaktion abgeschwächt vorhanden. P.S.R. vorhanden, mittelkräftig, ohne Differenz. Romberg: negativ. Keine sonstigen neurologischen Abweichungen.

Blut: Wa.R. und Sa.G.R. negativ. Liquor: 1 Zelle, Nonne negativ, Wa.R. (1,0) negativ, Sa.G.R. negativ, Goldsol normale Kurve.

Diagnose: *Psychopathie.*

**Fall 4.** Alfred Kennedy, Sioux-Indianer aus South Dakota. Aufgenommen: Januar 1923. 22 Jahre alt.

Keine objektive Anamnese. Weiß nichts über luetische Infektion. Spricht englisch, hat Schulbildung. Macht einen geweckten Eindruck. Zugänglich, höflich. Örtlich und zeitlich orientiert. Macht seine Angaben korrekt und ohne Widersprüche. Gutes Gedächtnis. Keine intellektuelle Störung. Gibt an, er sei vor der Aufnahme in die Anstalt von einem schweren Gegenstand an der Brust getroffen worden; seitdem fühle er sich schwach und könne nicht arbeiten. Keine Anfälle, keine Wahnideen oder Sinnestäuschungen. — Pupillen: different, l > r; linke Pupille stark verzogen; Lichtreaktion beiderseits negativ; Konvergenzreaktion in vollem Umfange erhalten. P.S.R. und A.S.R. mittelkräftig, ohne Differenz. Romberg negativ, keine Ataxie, keine pathologischen Reflexe. Sprache in Ordnung.

Blut: nicht geklärt; Eigenhemmung. Liquor: etwas bluthaltig, deshalb Zell- und Globulinbestimmung nicht durchführbar. Wa.R. negativ (1,0), Sa.G.R. negativ, Goldsolreaktion normale Kurve.

Diagnose: *Psychopathie.*

Diese vier Kranken mit Pupillenstörungen zeigten sämtlich normale Liquorbefunde. Die klinische Auffassung, daß bei keinem dieser Kranken Paralyse vorliege, wurde somit durch die Liquoruntersuchung bestätigt. Fall 1 und 3 reagierten auch im Blut negativ. Fall 2 gab positive Wa.R. und Sa.G.R. im Blut. Bei Fall 4 konnte wegen Eigenhemmung des Serums ein Befund nicht erhoben werden. Bei Fall 1, einem tiefstehenden Idioten, beruhte wohl die Pupillenstarre auf einer ausgeheilten Lues congenita und bei Fall 3 kam im Hinblick auf die Hutchinson-verdächtigen Zähne der congenitale Ursprung der Syphilis ebenfalls in Frage; auch bei dieser Kranken war die Pupillenstarre wohl als Residualsymptom anzusprechen. Fall 2, der bei der Aufnahme eine Gonorrhöe hatte, mag wohl auch seine Lues selbst erworben haben; obwohl hier nur das Blut positiv reagierte, wird man doch an die Möglichkeit, es liege eine beginnende Tabes vor, denken dürfen. Bei Fall 4 ist leider die Blutuntersuchung mißlungen. Für Lues congenita lag kein Anhaltspunkt vor. Die normale Beschaffenheit des Liquor machte in diesem Falle die Annahme, daß es sich um einen noch im Gange befindlichen luetischen Prozeß handelte, recht unwahrscheinlich.

Bei Fall 1, 2 und 3 bestand neben Lichtstarre auch Abschwächung der Konvergenzreaktion. Bei Fall 4 lag isolierte Lichtstarre vor. Die luetische Ätiologie der Pupillenstörung hat auch bei den Fällen mit negativen Blutbefunden die größte Wahrscheinlichkeit für sich; jedenfalls ließ sich nichts ermitteln, was für eine andersartige Ätiologie hätte sprechen können.

Als Paralysekandidat konnte angesichts des Fehlens von Liquorveränderungen keiner der Fälle angesehen werden.

Schließlich wurde noch ein Epileptiker mit Lues in der Anamnese, der keine neurologischen Störungen darbot, lumbalpunktiert. Blut und Liquor verhielten sich normal.

Dr. Hummer hat seit seinem Amtsantritt im Jahre 1908 nur etwa 300 Kranke beobachtet; es handelt sich in Canton sonach um ein recht stagnierendes Krankenmaterial. Die relativ geringe Aufnahmezahl hängt nach Dr. Hummer zu einem Teil damit zusammen, daß infolge Platzmangels Anträge auf Neuaufnahmen öfters abgelehnt werden mußten. Unter jenen 300 Geisteskranken seit 1908 befand sich ein Fall, bei dem die Diagnose Paralyse, ein weiterer, bei dem die Diagnose Tabes gestellt worden war. Äußere Zeichen von Syphilis hat Dr. Hummer nie bei seinen Kranken bemerkt.

5*

Wir haben uns nun bemüht festzustellen, ob außerhalb der Anstalt Canton Fälle von Paralyse früher beobachtet wurden, und ob gegenwärtig noch lebende Paralytiker unter den Jndianern vorhanden seien. Unsere Ermittlungen konnten wir einmal auf Grund von Mitteilungen anstellen, die wir durch Dr. Hummer, sowie durch den Superintendenten des Yankton State Hospitals, Yankton, South Dakota, Dr. G. S. Adams, und dessen Assistenten, Dr. L. Kanner erhielten, weiterhin mit Hilfe der ärztlichen Berichte aus den Indianerreservationen, die auf die für uns veranstaltete Umfrage der Regierung in Washington im Herbst 1925 eingelaufen waren.

Die Mehrzahl der befragten Ärzte hatte niemals einen Fall von Paralyse bei den Indianern gesehen. Aus einigen Berichten an die Regierung über das Vorkommen von Indianerparalysen führe ich den Namen des betreffenden Staates und die jeweilige Dauer der ärztlichen Tätigkeit der betreffenden Ärzte, während der ihnen niemals eine Paralyse zu Gesicht kam, an: Minnesota 15 Jahre, South Dakota 11 Jahre, North Dakota 20 Jahre, Idaho 20 Jahre (hingegen Vorkommen von multipler Sklerose), Arizona 21 Jahre, Kalifornien 16 Jahre, New Mexico 11 Jahre, Washington 15 Jahre. Aus Oklahoma lautete eine Auskunft: in den letzten 30 Jahren unter 5000 Jndianern kein Fall von Paralyse.

Bei der Prüfung des sehr geringen Materials an früher beobachteten, jedoch inzwischen verstorbenen, als Paralyse aufgefaßten Fällen verblieben im ganzen vier Kranke, bei denen mit ziemlicher Sicherheit Paralyse angenommen werden konnte.

**Fall 1.** Sam Scabby Rob, Blackfeet-Indianer aus Montana. Anscheinend reinblütig. Aufgenommen in der Anstalt *Canton* im Mai 1919. Alter 35 Jahre.

Patient war in Canton erregt, geschwätzig, euphorisch. Angeblich halluzinierte er, sprach mit Frau, Familienangehörigen und anderen. Unsinnige Größenideen: erhalte eine Stellung auf einer Farm mit 16 Dollar pro Tag; bekomme dort schöne Kleider und schöne Pferdegespanne; er besitze eine große Elefantenfarm mit 1500 weißen Elefanten. Öfters traten epileptiforme Anfälle auf. Aus dem April 1921 findet sich folgender Eintrag: weiß nicht den Wochentag oder Monat, noch seinen Geburtstag. Der Schwachsinn nahm in Canton fortschreitend zu. Über körperliche Störungen ist nur vermerkt: Sprachstörung und Lippentremor. Der Kranke wurde 1921 in das Montana State Hospital, Warm Springs überführt. Dort bot er anfangs noch ein manisches Bild, wurde aber später vollkommen benommen und stumpf; er wurde unrein und verfiel immer mehr. Auskunft war von ihm nicht mehr zu erhalten. Eine körperliche Untersuchung unterblieb, da der Kranke Widerstand leistete. Lumbalpunktion wurde mit Rücksicht auf die Schwäche des Patienten unterlassen. Hingegen wurde die Blutuntersuchung ausgeführt, die stark positive Wa. R. ergab. Der Kranke starb am 5. II. 1922 an Marasmus paralyticus.

Obduktion unterblieb.

**Fall 2.** Josef Charbonreau, Chippewa-Indianer. Halbblut, geb. 1865. Vom 11. XI. 1921—29. I. 1923 in der Anstalt in *Canton*.

15 Jahre zuvor begannen ataktische Störungen. Es bestand schwere Ataxie, ferner Amaurose. Im übrigen findet sich kein Eintrag über neurologische Befunde in den Aufzeichnungen der Anstalt. Während seines Aufenthaltes in Canton veränderte sich der Kranke psychisch; Wahnideen traten nicht hervor, jedoch wurde er schwachsinnig und reizbar. Der Kranke starb an einem Schlaganfall (Halbseitenlähmung 3 Tage ante exitum). Blut und Liquor wurde nicht untersucht.

Obduktion unterblieb.

**Fall 3.** Robert Lincoln. Der Kranke wurde nicht in einer Anstalt behandelt.

Die nachfolgenden Angaben entnehme ich einem Bericht, den der behandelnde Arzt (Colorado River Agency, Parker, Arizona) an die Regierung gesandt hat. Der 45jährige

Kranke war früher Polizeivorstand der Agency. Er war ein geachteter, intelligenter, hochstehender Vollblutindianer (Mojawe). Jahr der syphilitischen Infektion unbekannt. Der Kranke war im Jahre 1922 wegen Sprachstörung und psychischer Veränderung in Behandlung. Die Sprachstörung war sehr erheblich, so daß man ihn kaum verstehen konnte. Jedoch war er anfangs ruhig und arbeitete auf dem Feld mit. 1923/24 fortschreitende Verblödung. Im August 1924 war er vollkommen verblödet, sprach nichts mehr und war gänzlich hilflos. Er magerte sehr ab, knirschte beständig mit den Zähnen, ließ unter sich, bekam Decubitus und gab nur noch unartikulierte Laute von sich. Am 1. I. 1925 starb er an einer Bronchopneumonie. Blut und Liquor wurden nicht untersucht.

Obduktion unterblieb.

**Fall 4.** Bruce Blackdear, Winebago-Indianer aus Thurston County, Nebraska. Aufgenommen im *Norfolk State Hospital*, Norfolk, am 3. XII. 1918. 38 Jahre alt.

Eingeliefert wegen Erregung und Zerstörungssucht; war verschlossen und wortkarg geworden und hatte sich eingebildet, man habe ihm unrecht getan. War bei der Aufnahme verwirrt und unzugänglich; körperlich in gutem Zustand. Neurologisch: Lichtstarre der Pupillen, Fehlen der P.S.R., Romberg und ausgesprochene Sprachstörung. Schankernarbe. Positive Wa.R. im Blut. Starb am 28. IV. 1923. Die Diagnose lautete auf: „General Paralysis of the Insane".

Als sichere Paralyse wird man Fall 1 bezeichnen dürfen. Hier handelt es sich zweifellos um eine expansive Paralyse, die einen ganz typischen Verlauf nahm. Über Fall 2 liegen nur ganz dürftige Angaben vor; daß eine Tabes bestand, dürfte jedoch kaum zu bezweifeln sein, und da der Kranke verblödete und an einem apoplektischen Insult zugrunde ging, liegt die Annahme nahe, daß der Tabes sich eine Paralyse zugesellt hatte, somit eine Tabesparalyse vorlag. Fall 3 war ein 45jähriger Kranker, bei dem anfangs besonders eine Sprachstörung hervortrat und der dann innerhalb von zwei Jahren tief verblödete; obwohl Angaben über die neurologische Untersuchung fehlen, und auch hier weder Blut- noch Liquorbefund erhoben wurde, geht man wohl kaum fehl, wenn man den Kranken als Paralyse gelten läßt. Auch bei Fall 4 wird man sich der in der Anstalt gestellten Diagnose Paralyse anschließen können. Die neurologischen Erscheinungen sind eindeutig genug. Die Wa.R. im Blut war positiv. Über das psychische Bild sind leider keine näheren Angaben zur Verfügung gestellt worden. Der Fall zeigte anscheinend eine langsame Progredienz, denn er war bei seinem Tode 4 1/2 Jahre in der Anstalt gewesen.

Die Diagnose Paralyse wurde weiterhin bei noch vier inzwischen verstorbenen Kranken gestellt. Von zwei Fällen aus Canton aus dem Jahre 1905, einem Bannok-Indianer aus Fort Hall, Idaho und einem Crow-Indianer aus Pryor, Montana, wurde nur die Diagnose „Paralyse" übermittelt ohne irgendwelche Angaben über die Krankheitserscheinungen. Bei den zwei anderen Fällen, einer gleichfalls 1905 in Canton aufgenommenen weiblichen Kranken und einem 60jährigen paraplegischen Mann, der von einem Arzt außerhalb der Anstalt behandelt wurde, sprechen die vorhandenen dürftigen Notizen mit Wahrscheinlichkeit gegen Paralyse.

Soviel über die Paralysekasuistik der Vergangenheit. Erwägt man, daß die Akten wohl sämtlicher in Frage kommender Irrenanstalten auf Ersuchen der Regierung auf Paralyseaufnahmen durchgesehen wurden und daß wohl nahezu alle im Dienste bei den Indianerreservationen tätigen Ärzte ihre Frfahrungen mitgeteilt haben, so muß man zu der Auffassung gelangen, daß paralytische Indianer sehr selten zur Beobachtung kamen.

Befinden sich nun gegenwärtig, d. h. befanden sich im Jahre 1925 lebende

Paralytiker unter den Indianern in den Vereinigten Staaten? Sechs Fälle kommen in Betracht, von denen jedoch nur fünf ernstlich als Paralytiker in Frage kommen.

**Fall 1**[1]). Thomas T. Robertson, geboren in Veblen, Bezirk Marshall, South Dakota, von Beruf Farmer, wurde am 8. Juni 1923 im *Yankton State Hospital* aufgenommen.

Urgroßvater war ein Schotte. Patient hat zu $^1/_{16}$ schottisches, zu $^{15}/_{16}$ Indianerblut (Sioux-Indianer aus dem Stamme Sissiton) in sich. Patient war sehr kräftig, bei seinen Stammesmitgliedern gefürchtet, ein periodischer Alkoholiker und Don Juan ersten Ranges. Obwohl verheiratet und Vater von sechs Kindern, war er in zahllose Liebeshändel verstrickt. Er ist jetzt (1925) 53 Jahre alt. Hautfarbe hellbronze, Iris braun, Haar tiefschwarz, Haarmenge und Haarverteilung ist regulär. Die Herzgrenzen sind nach links und auch um eine Kleinigkeit nach rechts erweitert, die Dämpfung über der Aorta scheint verbreitert. Die Herztöne sind deutlich, wenn auch etwas dumpf; Blutdruck 210/78. Es besteht leichte Schwerhörigkeit.

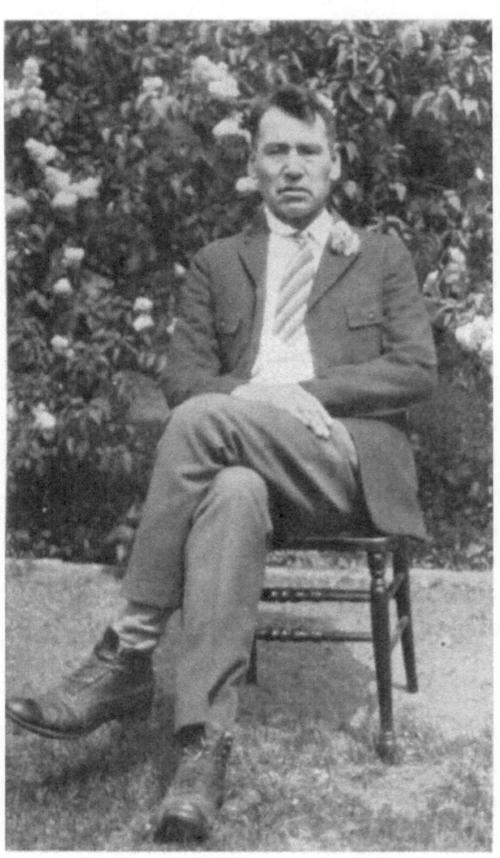

Abb. 6. Paralytischer Sioux-Indianer.

Der Gang ist sehr unsicher, von typisch ataktischem Charakter; die Koordination der Muskeln ist erheblich beeinträchtigt in den unteren Extremitäten. Er kann sehr wohl die Fingerspitzen aneinander bringen oder die Fingerspitzen an die Nase heranführen, ist aber unfähig, die Ferse mit dem Knie in Berührung zu bringen. Berührung und Schmerz werden überall in regulärem Maße empfunden; was den stereognostischen Sinn betrifft, so erkennt er eine Schachtel Streichhölzer oder einen Bleistift als solche, fühlt aber einen Silberdollar als ein Kreuz und einen Zettel Papier als ein Zehn-Cent-Stück und kann eine ihm in die Hand gelegte kleine Bürste überhaupt nicht deuten. Romberg ist stark positiv. Die Pupillen sind eng, unregelmäßig begrenzt, die rechte Pupille ist etwas kleiner als die linke. Reaktion für Licht fehlt, für Akkommodation kaum wahrnehmbar. Patellarsehnenreflexe vorhanden, beide Achilles- und beide Radialreflexe fehlen. Babinsky, Oppenheim und Gordon sind nicht zu eruieren, ebensowenig wie Patellar- und Achillesclonus. Die Sprache zeigt charakteristisches Silbenstolpern.

Laboratoriumsbefunde:

Blutwassermann: 12. VI. 1923: + +. 20. VI. 1923: + +. 28. V. 1924: + +.

Liquorwassermann 14. VIII. 1923: + + + +; Zellen 160, Goldreaktion: 5555555522, Globulin vermehrt.

Liquorwassermann 14. V. 1924 nach vorausgegangener intensiver Neosalvarsanbehandlung: + + + +, Zellen 20, Goldreaktion: 5555542000, Globulin vermehrt.

Geisteszustand: Bei der letzten Untersuchung im April 1925 zeigte er eine teilweise Ortsorientierung. Er wußte, daß dies Yankton ist, hatte aber keine richtige Vorstellung von dem Charakter der Anstalt. Als Datum gab er an: „dritten oder vierten Monat von

---

[1]) Ich verdanke Krankengeschichte und Photogramm dieses Falles der Güte des Herrn Dr. L. Kanner in Yankton.

1924". Sein Gedächtnis ist jetzt sehr beschränkt, seine Antworten stehen oft in gar keinem Zusammenhang mit der Frage. Er äußert Größenwahnideen. Er hat 2 Millionen in einer Bank. Er versorgt und beaufsichtigt „alle Häuser, alle Pferde, alles Vieh, alle Farmen und alles". Er ist im Begriff, eine junge „Priesterin" aus sehr guter Familie zu heiraten. Er ist der beste Mensch in der Welt nächst Jesus Christus. Wenn er das Mädchen geheiratet hat, wird er in der Lage sein, Leute sehr reich zu machen; er wird ein mächtiger Mann sein. Er ist ein Anwärter auf die Präsidentschaft der Vereinigten Staaten. Gott ist ihm mehrere Male im Traum erschienen, worauf er sehr stolz ist und worin er ein besondreres Merkmal seiner Größe erblickt. Sein Benehmen auf der Station ist recht gut; er ist ziemlich sauber in seiner äußeren Erscheinung. Die Einsicht in seinen Zustand ist außerordentlich schlecht, und sein Urteil über seine Mitpatienten ist sehr armselig. Er ist immer in guter Stimmung und ist auf Verlangen gern bereit, einige der Gesänge und Tänze seines Stammes vorzuführen. Er beteiligt sich an der Säuberung des Fußbodens und hilft auch sonst mit, soweit die Koordinationsstörung es erlaubt.

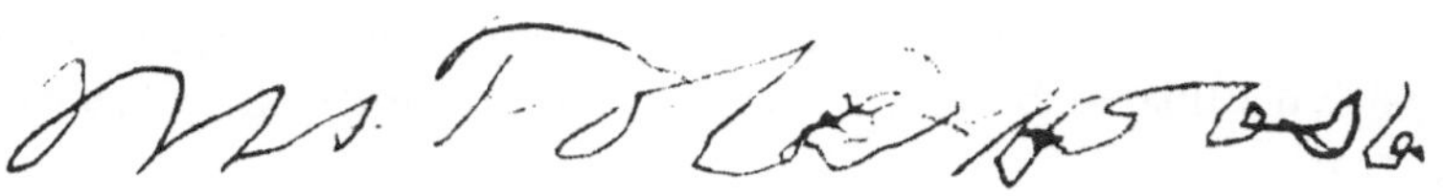

Abb. 7. Schriftprobe.

Die Diagnose Paralyse erscheint zweifelsfrei. Pupillenstarre, artikulatorische Sprachstörung, Schriftstörung, charakteristische Demenz mit schwachsinnigen Größenideen und dazu die für Paralyse typischen Liquorbefunde stellen die Diagnose sicher.

**Fall 2.** George Snowball, Indianer aus Wisconsin. Aufgenommen im *Northern Hospital for the Insane*, Wisconsin, am 15. II. 1924. 45 Jahre alt. Arbeiter.

Ging 3 Jahre zur Schule, lernte aber weder lesen noch schreiben; heiratete mit 23 Jahren, hatte sieben Kinder. Trank nicht. Stellt Syphilis in Abrede. Verändert seit 1 Jahr vor der Aufnahme. Konnte sich nicht mehr konzentrieren, wurde schwatzhaft und aufdringlich zu Frauen. Bei der Aufnahme stumpf, antwortet langsam, fühlt sich krank. Weiß nicht Wochentag, Monat und Jahr (sagt 1918), erkennt auch nicht die Anstalt als solche. Weiß nicht den Namen des Präsidenten, bezeichnet den Gouverneur von Wisconsin als solchen. Keine Sinnestäuschungen oder Wahnideen. Neurologisch: Pupillenreaktion abgeschwächt auf Licht und Konvergenz. Kniesehnenreflexe sehr schwach. Keine pathologischen Reflexe. 19. II. 1924: Wa.R. im Blut + + +. 26. II. 1924: Liquor Wa.R. + + + +. Ross-Jones und Noguchi positiv. Goldsol: 5555511000. Im weiteren Verlauf gleichgültig, untätig, stumpf, antwortet kaum auf Fragen. Keine Wahnideen. Vom November 1924 ab Klagen über Schmerzen in den Beinen. Februar 1925: Kniesehnenreflexe sehr abgeschwächt, Pupillen entrundet und starr. Psychisch unverändert bis zum letzten Eintrag in die Krankengeschichte (Feburar 1926): Sitzt untätig und indolent herum, hat keine Einsicht in seine Lage, weiß nicht, wo er sich befindet. Klagt gelegentlich über Schmerzen in den Beinen. Hält sich körperlich gut. Über Sprache kein Eintrag in die Krankengeschichte. Die Diagnose lautete vom Beginn an auf „General Paralysis".

Es handelt sich hier um einen einfachen, nicht von Wahnideen begleiteten Verblödungsprozeß bei einem 45jährigen Manne. Neurologisch lagen tabische Erscheinungen vor. Die anfangs noch in mäßigem Grade reagierenden Pupillen wurden im Laufe der Beobachtung starr. Die P.S.R. waren sehr abgeschwächt. Schmerzen in den Beinen, über die der Kranke klagte, sind wohl als lancinierende Schmerzen aufzufassen. Der Kranke war schon bei der Aufnahme stumpf; sein Denkvermögen war sehr abgeschwächt. Die Demenz scheint im Laufe des Anstaltsaufenthaltes weiter zugenommen zu haben. Das klinische Bild zusammen

mit dem paralytischen Liquorbefund sprechen mit Bestimmtheit dafür, daß es
sich um eine Paralyse handelte.

**Fall 3.** James Russel, Winebago-Indianer aus Thurston County, Nebraska. Aufgenommen im *Norfolk State Hospital*, Norfolk, am 20. III. 1923. 43 Jahre alt.

Grund der Einlieferung: irrte planlos umher, äußerte Größenideen, wollte Feuer an-
legen. War bei der Aufnahme körperlich in sehr gutem Zustand. Auch psychisch erschien
er bei oberflächlicher Betrachtung unauffällig. Er war gut orientiert. Syphilitische Infektion gab er zu. Der Kranke verblödete innerhalb weniger Wochen nach der Aufnahme
„rapidly", hatte paralytische Anfälle. „Alle Reflexe fehlten." Sprachstörung war sehr
ausgeprägt. Blutwassermann stark positiv. Der Kranke war zur Zeit der Umfrage der
Regierung noch am Leben; er starb am 21. XII. 1925. Die Diagnose lautete auf „General
Paralysis of the Insane".

Obwohl die Darstellung des klinischen Bildes sehr kurz gehalten ist, kann man
doch annehmen, daß eine Paralyse vorlag. Das Lebensalter (43 Jahre), die
schnelle Verblödung, die Krampfanfälle, die ausgesprochene Sprachstörung, dazu
die stark positive Blutreaktion lassen wohl kaum einen Zweifel, daß die Paralysediagnose zutraf.

**Fall 4.** Nach einem Bericht aus dem *Eastern State Hospital*, Medical Lake, Washington vom Juli 1925, befindet sich in der dortigen Anstalt ein Yakima-Indianer mit Namen
Yak-Wo-Wynookie, bei dem die Diagnose Paralyse gestellt wurde.

Die Wa.R. im Blut ist stark positiv. Der Kranke spricht fast nichts, so daß eine
sichere Sprachstörung nicht festzustellen ist. Auch über Wahnideen ließ sich nichts
ermitteln. Pupillen sind lichtstarr, die P.S.R. sind gesteigert. Es besteht Tremor der
Lippen. Vor der Aufnahme in die Anstalt war aufgefallen, daß er aufhörte zu arbeiten
und faul herumlag, ganz im Gegensatz zu seinem früheren Verhalten, und daß er anstatt
die Brücke zu benutzen, neben der Brücke den Fluß durchschwamm. Alter des Kranken
wurde nicht mitgeteilt.

Die spärlichen Angaben reichen natürlich nicht aus, um die Diagnose Paralyse
zu begründen. Die Lichtstarre der Pupillen und der positive Blutwassermann
gestatten immerhin die Annahme, daß eine syphilitische Erkrankung des Nervensystems vorliegt. Das Wenige, was über die psychische Störung gesagt wird,
spricht jedenfalls nicht gegen die Annahme, daß eine Paralyse vorliegen könnte.

**Fall 5.** Hier handelt es sich um eine weibliche Kranke Ophelia Katata, die sich
im *Oregon State Hospital*, Salem, Oregon, befand, zur Zeit der Umfrage der Regierung
noch lebte, inzwischen jedoch gestorben ist.

60jährige kinderlose Witwe. Hatte 2 oder 3 Jahre zuvor eine leichte Lähmung. Soll
seitdem psychisch gestört sein. Seit ihrer Aufnahme in die Anstalt, April 1924, befand
sie sich in einem stuporartigen Zustand, war desorientiert, verwirrt und ließ unter sich.
Gab keine Antwort, widerstrebte, nahm nur flüssige Nahrung. Neurologische Untersuchung mißlang infolge Widerstands, den die Kranke leistete. Einmal wurde ein kollaps-
artiger Zustand beobachtet, nach dem sie vorübergehend etwas besser wurde, dann rasch
körperlich und geistig verfiel.

Blutwassermann stark positiv. Liqoruntersuchung wurde nicht vorgenommen. Tod
am 28. XII. 1925.

Obduktion unterblieb. Seitens der Anstalt wurde die Diagnose auf Paralyse gestellt,
jedoch hinzugefügt, daß es zweifelhaft sei, ob wirklich eine Paralyse und nicht etwa eine
Arteriosklerose auf syphilitischer Basis vorgelegen habe.

Leider erfährt man aus dem kurzen Bericht nichts über den neurologischen
Befund, auch nicht ob Sprachstörung bestand. Syphilis lag vor (positive Wasser-
mann-Reaktion im Blut); möglich, daß die Kranke paralytisch war. Lues cerebri
und Arteriosklerose kommen allerdings ebenfalls in Betracht. Die Unterlagen
sind für eine begründete Differentialdiagnose natürlich unzureichend.

Sehr unsicher ist es mit der Paralysediagnose bei einer weiteren Kranken, die gegenwärtig noch am Leben ist.

**Fall 6.** Gertrud Gould aus Yoadlena, New-Mexico, 36 Jahre alt. Verheiratet, fünf Kinder.

Nach dem Bericht des Agency physician (San Juan Agency, New Mexico) — die Kranke ist nicht in einer Anstalt interniert — zeigte sich die Kranke vor 5 Jahren eine Zeitlang erregt und reizbar, besserte sich dann zunächst. Vor 4 Jahren rechtseitige Lähmung, die späterhin zunahm. Seit 2 Jahren Kopfschmerzen und Abnahme des Gedächtnisses; sie wurde allmählich immer schlechter. Jetzt spricht sie fast gar nichts mehr und ist meist verwirrt. Die Pupillenreaktion ist nicht abgeschwächt. P.S.R. sind etwas gesteigert. Zittern der herausgestreckten Zunge. Sie ist sehr abgemagert und wird fortschreitend schlechter.

Blut- bzw. Liquoruntersuchung wurde nicht vorgenommen.

Über einen einzigen Fall von *juveniler Paralyse* bei den Indianern wurde berichtet. Diese Diagnose wurde bei einem fünfjährigen Kinde eines Pueblo-Indianers in Isleta, New Mexico, von dem Arzt der dortigen Agency gestellt. Fachärztliche Untersuchung, bzw. Beobachtung in einer Anstalt hat offenbar nicht stattgefunden. Es handelte sich um einen 5 Jahre alten, schwachsinnigen Knaben, von dem gesagt wird, er sei völlig gelähmt, lasse Stuhl und Harn unter sich und das Sehvermögen sei mangelhaft. Die Angaben genügen natürlich nicht, um die Diagnose zu begründen.

Über Tabes enthielten die Berichte an die Regierung nur einige Angaben ohne nähere Einzelheiten. Fünf Fälle wurden im ganzen erwähnt: ein Fall bei den Chippewas in Minnesota, ein Fall in Idaho, ein Fall bei einem Indianer ($^1/_4$ Vollblut), beobachtet vor 14 Jahren bei den Shoshone-Indianern in Wyoming, und schließlich zwei Fälle, die ein Arzt während einer 15jährigen Tätigkeit bei Indianern in fünf Staaten zu sehen bekommen hat.

## Zusammenfassung.

Faßt man das Ergebnis aller Ermittlungen zusammen, so hat sich herausgestellt, daß die nordamerikanischen Indianer nicht frei von progressiver Paralyse sind, daß also eine wirkliche Immunität gegen Paralyse, was zuweilen angenommen wurde, bei ihnen nicht besteht. Da bisher kein Fall von Paralyse bei nordamerikanischen Indianern in der Literatur beschrieben war, muß diese Feststellung ausdrücklich betont werden.

Es kann allerdings in Anbetracht der Unmöglichkeit, die Reinblütigkeit eines Indianers zu beurteilen, geltend gemacht werden, es handle sich bei den nachgewiesenen Fällen von Paralyse nicht um reinblütige Indianer. Ein solcher Zweifel dürfte selbst dann nicht zu widerlegen sein, wenn äußere Merkmale einer Blutmischung fehlen und auch die Vorgeschichte keinen Anhaltspunkt für einen fremdrassigen Einschlag enthält. Aus eigener Anschauung kann ich zu der Frage nichts beitragen, da ich von den Indianerparalysen, die zur Zeit unseres Aufenthaltes in Nordamerika am Leben waren, keinen Fall selbst zu Gesicht bekam. Von den ärztlichen Berichten, die mir über diese Fälle zur Verfügung standen, berührt ein einziger die Rassenfrage und dies bei einem Fall, wo eine Blutvermischung nachweisbar war. Bei diesem Kranken (Fall 1, S. 70) wurde erwähnt, der Urgroßvater sei Schotte gewesen, und es wurde errechnet, daß der Kranke

$^1/_{16}$ schottisches und $^{15}/_{16}$ indianisches Blut (Sioux-Indianer aus dem Stamme Sissiton) aufwies. Die übrigen Fälle wurden wohl als reine Indianer angesehen; jedenfalls wurde in dieser Richtung kein Zweifel zum Ausdruck gebracht.

Wie steht es nun um die Häufigkeit des Vorkommens der Paralyse bei den Indianern? Ich habe unterschieden zwischen Fällen von Paralyse, die früher beobachtet wurden, und solchen, die noch am Leben sind. Die erste Gruppe besteht aus vier Fällen, von denen klinische Daten übermittelt wurden, die die Paralysediagnose ziemlich sicher begründen, und zwei weiteren Fällen, bei denen man mangels irgendwelcher Angaben über die Krankheitserscheinungen die Paralysediagnose einfach hinnehmen muß. Nehmen wir nun sämtliche sechs Fälle als Paralysen an, so ist dies eine so geringe Zahl von Fällen, daß man kaum an der großen Seltenheit der Indianerparalyse wird zweifeln können. Sämtliche Ärzte, die in den Reservationen tätig sind, wurden über ihre Beobachtungen nach dieser Richtung befragt, worunter sich Ärzte befanden, die über eine 20- und sogar 30jährige Erfahrung verfügten; und weiterhin wurden Ermittlungen in den Anstalten, in die Indianeraufnahmen stattfinden, angestellt — und alle Nachforschungen förderten nur diese wenigen Fälle zutage.

Betrachtet man die Fälle von Paralyse, die 1925 noch am Leben waren, so sind drei zweifelsfreie Paralysen und zwei paralyseverdächtige Fälle festgestellt worden. So klein auch diese Zahl ist, so erscheint sie doch hoch im Vergleich zu der Zahl der Paralysen, die in der Vergangenheit beobachtet wurden. Der Umstand, daß gegenwärtig drei, bzw. fünf Paralysen vorhanden sind, und daß man sich aus der Vergangenheit an nur insgesamt sechs Paralysen erinnern konnte, macht es doch wahrscheinlich, daß die retrospektive Betrachtung nur einen Bruchteil der tatsächlich bei den Indianern in der jüngeren Vergangenheit vorgekommenen Paralysen zu erfassen vermochte. Andernfalls müßte man annehmen, daß die Paralyse bei den Indianern in allerletzter Zeit eine relativ beträchtliche Zunahme erfahren hat.

Vorausgesetzt, daß die Enquete nun wirklich alle im Jahre 1925 in den Vereinigten Staaten vorhanden gewesenen Indianerparalysen ermittelte — ich vermag nicht zu beurteilen, ob dies wirklich gelang und ob nicht doch einzelne Fälle in abgelegenen Reservationen den amerikanischen Ärzten verborgen geblieben sind —, so ist ihre Zahl im Verhältnis zur Gesamtbevölkerung sehr klein. Nach der Zusammenstellung von Pollock wurden im Jahre 1922 in die Irrenanstalten der Vereinigten Staaten auf 100 000 der weißen Bevölkerung 5,9, auf 100 000 der Negerbevölkerung sogar 6,5 Paralysen aufgenommen. Hierbei handelte es sich um Erstaufnahmen. Bringt man die aus den Aufnahmen des ganzen Landes gewonnene Durchschnittszahl der weißen Paralysen auf die 350 000 Indianer in Anwendung, so wären rund 20 Aufnahmen von Indianerparalysen für das Jahr zu erwarten, also eine wesentlich höhere Zahl, als tatsächlich zur Aufnahme gelangte. Es bleibt immerhin zu berücksichtigen, daß die Gesamtdurchschnittszahl der Paralyseaufnahmen durch die hohen Paralysenzugänge in den Großstädten hinaufgeschraubt wird. Nach einer Berechnung von E. M. Furbush stammten von den Paralyseaufnahmen des Jahres 1919 8,6 aus Städten und nur 2,0 aus ländlichen Bezirken, berechnet auf 100 000 der Gesamtbevölkerung. Die Indianer gehören der ländlichen Bevölkerung an. Ihre Paralysehäufigkeit bleibt jedoch auch hinter der Paralysehäufigkeit der gesamten Landbevölkerung zurück;

um sie zu erreichen, wäre eine Aufnahmezahl von sieben Indianerparalysen pro Jahr erforderlich. Die fünf Indianerparalysen — von denen zwei nicht einmal diagnostisch einwandfrei sind —, die 1925 sich in Anstaltsbehandlung befanden, verteilten sich dem Aufnahmetermin nach dazu auf drei Jahre (1923, 1924, 1925). Nach dieser Berechnung kann man wohl mit großer Wahrscheinlichkeit eine relative Seltenheit der Indianerparalysen annehmen, selbst unter dem Vorbehalt, daß die paralytischen Indianer nicht mit der gleichen Häufigkeit Anstaltsaufnahme finden, als die paralytischen Weißen und Neger. Zudem darf nicht übersehen werden, daß die von der Regierung unternommene Paralyseermittlung sich nicht nur auf die in Anstalten befindlichen, sondern auch auf die frei lebenden Indianer erstreckte.

Wir wissen, daß die Paralysehäufigkeit von der Häufigkeit der Syphilis abhängig ist, und wir müssen deshalb die Frage prüfen, ob das seltene Vorkommen der Paralyse bei den Indianern Folge ihrer geringeren Durchseuchung mit Syphilis sein kann. Einige Veröffentlichungen, die aus der Mitte des vorigen Jahrhunderts stammen, betonten, wie ich ausgeführt habe, eine starke Verbreitung der Syphilis bei einigen Indianerstämmen. Es wurde dann auch behauptet, die Syphilis sei später bei den Indianern seltener geworden. Die Amtsärzte, die sich 1925 auf die Umfrage der Regierung hin über ihre klinischen Beobachtungen äußerten, machten recht verschiedene Angaben. Man wird daraus vielleicht schließen können, daß die Syphilishäufigkeit in den verschiedenen Indianeransiedlungen nicht die gleiche ist. Möglicherweise bestehen solche Unterschiede in diesem Maße nicht tatsächlich, sondern die Differenz mag ihre Ursache darin haben, daß der eine Arzt mehr als der andere seine Aufmerksamkeit diesen Fragen zugewendet hat, oder daß die Indianer nicht überall in gleicher Weise der ärztlichen Überwachung zugänglich sind. Bemerkenswert ist in dieser Hinsicht die Tatsache, daß bisweilen von verschiedenen Ärzten, die in den gleichen Staaten tätig waren, sehr unterschiedliche Schätzungen über die Syphilishäufigkeit abgegeben wurden, so z. B. in dem Staate Arizona. Soweit sich ein Überblick aus den Berichten gewinnen ließ, scheint klinisch die Syphilis bei den Indianerstämmen des Staates Oklahoma besonders oft diagnostiziert worden zu sein.

Brauchbare Unterlagen für die Beurteilung der Syphilishäufigkeit von Bevölkerungsgruppen lassen sich natürlich nur durch fortlaufende Blutuntersuchungen gewinnen. Hierzu liegen hinsichtlich der Indianer nur Anfänge vor. Wie ich ausführte, hat Dr. Lynwalter bei den Pueblo-Indianern in New Mexico bei der Untersuchung von 426 Fällen 10 vH positive Wa.R., Dr. Fleming bei den Zuni-Indianern in New Mexico unter 72 Fällen 6,9 vH positive Wa.R. und ich habe in der Indianerirrenanstalt in Canton, South Dakota, unter 87 dort internierten Indianern 9,2 vH positive Wa.R. ermittelt. Insgesamt sind dies 585 Blutuntersuchungen mit 56 = 9,6 vH positiven Blutbefunden. Aus diesen Teiluntersuchungen können gewiß keine Rückschlüsse auf die Verbreitung der Syphilis bei der Gesamtheit der nordamerikanischen Indianer gezogen werden, zumal sich die Untersuchungen von Lynwalter und Fleming auf räumlich abgegrenzte Stämme bezogen und das Material, das ich untersuchte, wenngleich es aus zahlreichen Stämmen sich zusammensetzte, zu klein für eine Verallgemeinerung ist, und Syphilisbefunde, die bei internierten Anstaltskranken gewonnen werden, nicht mit denen bei der frei lebenden Bevölkerung übereinzustimmen brauchen.

Immerhin darf man aus der Tatsache, daß an den drei verschiedenen Stellen, wo bisher Blutuntersuchungen gemacht wurden, sich eine recht erhebliche Syphilisquote ergab, wohl vermuten, daß auch in den anderen Indianerbezirken die Syphilis nicht so besonders selten sein wird. Dafür sprechen ja auch die von mir erwähnten Berichte über klinische Beobachtungen von Syphilis, besonders in den Staaten Arizona, Nebraska und Oklahoma. Daß andererseits die Syphilis klinisch auch dann als Seltenheit angesehen werden kann, wenn sie tatsächlich recht häufig ist, zeigen die Berichte aus New Mexico. Während auf der einen Seite die serologische Durchuntersuchung durch Dr. Lynwalter bei den dortigen PuebloIndianern 10 vH positive Befunde ergab, liegen ärztliche Berichte vor, die die Seltenheit von klinischer Syphilis bei den Pueblos betonen; so wurde aus der Northern Pueblo Agency in Santa Fe mitgeteilt, die Ärzte der Agentur hätten nie einen Fall von klinischer Syphilis dort beobachtet; ein Arzt bei den Pueblos in Isleta hat ja, wie ich bereits mitteilte, auf Grund der Seltenheit von klinischer Syphilis die Zuverlässigkeit der Wa.R. angezweifelt. Die Divergenz zwischen serologischer Häufigkeit und klinischer Seltenheit der Syphilis bei den Pueblos hat vielleicht darin ihre Ursache, daß die Syphilis bei den Pueblo-Indianern symptomarm verläuft. Dafür sprechen auch die Berichte von Hrdlička, der besonders die Seltenheit der tertiären Syphilis in New Mexico hervorhebt. Die Zuverlässigkeit der Wa.-Untersuchungen bei den Pueblos wird meines Erachtens dadurch gestützt, daß bei den in dem gleichen Staate wohnenden ZuniIndianern, die als ein Zweig der Pueblo-Indianer bezeichnet werden, auch ein recht erheblicher, wenn auch etwas niedrigerer Prozentsatz von serologischer Syphilis von einem anderen Arzt ermittelt wurde. Klinisch scheint auch bei den Zuni-Indianern die Syphilis selten bemerkt worden zu sein; der Arzt der ZuniIndianer-Agency, Blackrock, New Mexico, teilte mit, daß er in den letzten sechs Jahren keinen Fall von Syphilis unter den Zuni-Indianern gefunden habe. Nehmen wir an, daß 10 vH der Pueblo-Indianer mit Syphilis infiziert sind, so müßte, wenn die Paralyse bei den Syphilitikern dieses Indianerstammes entsprechend der Häufigkeit, mit der die Paralyse bei den weißen Syphilitikern zur Entwicklung gelangt, vorkäme, eine Anzahl von Fällen beobachtet worden sein. Tatsächlich ist das jedoch nicht der Fall. Dr. Lynwalter versichert, unter den mehr als 6000 Pueblos befinde sich kein Fall von Paralyse und auch die Ärzte der Pueblo-Agenturen haben nie einen paralytischen Pueblo-Indianer gesehen. Das gleiche gilt von den Zuni-Indianern, die allerdings nur einen kleinen Stamm bilden. In der Tat fand sich auch unter den verstorbenen und unter den lebenden Indianerparalysen, deren Zusammenstellung mir gelang, kein Pueblo-Indianer. Bei dem einzigen Fall der Pueblos, der in Frage kommen könnte (Gertrude Gould, S. 73), steht die Paralysediagnose auf sehr unsicheren Füßen.

Der einzige Indianerstamm, der über die Syphilishäufigkeit in Beziehung zur Paralysehäufigkeit eine Beurteilung gestattet, der Stamm der Pueblo, zeigt also trotz recht erheblichen Vorkommens von Syphilis eine äußerst geringe Paralysemorbidität.

Das Beispiel der Pueblo muß daran denken lassen, daß die Seltenheit der Paralyse, die offenbar bei allen Indianerstämmen in ziemlich übereinstimmender Weise vorliegt, auch bei den anderen Stämmen trotz einer relativ hohen Syphilishäufigkeit bestehen könnte. Zum mindesten ist dies von den Staaten Arizona (von den fünf wassermannpositiven männlichen Kranken, die ich in der Anstalt in Canton herausfand, stammten vier aus diesem Staate), Nebraska und Oklahoma anzunehmen. Fortlaufende Wassermannuntersuchungen sollten bei den verschiedenen Indianerstämmen durchgeführt werden, um die Verhältnisse zu klären. Man hat zunächst jedenfalls keinen Anlaß, die zweifellose Seltenheit der Paralyse bei den nordamerikanischen Indianern auf das seltene Vorkommen von Syphilis zurückzuführen. Daher muß man zu erforschen suchen, welche anderen Ursachen die Paralyseseltenheit bedingen mögen.

Mit ziemlicher Sicherheit kann man wohl sagen, daß ein starkes Hervortreten von Haut- und Knochensyphilis und eine häufige Entwicklung tertiärer Syphiliserscheinungen als Paralyseschutz nicht in Betracht kommen. Denn soweit über die klinischen Formen der Syphilis bei den Indianern Nachrichten vorliegen, besagen sie, daß die Indianersyphilis, wenn sie überhaupt von der Syphilis der benachbarten weißen Bevölkerung abweicht, eher milder und symptomärmer verläuft. Das seltene Vorkommen von tertiärer Syphilis, über das Hrdlička aus New Mexico berichtet, ist besonders beachtlich, da die Untersuchungen dieses Autors sich auch auf die Pueblos und Zunis erstreckten, deren Durchseuchung mit Syphilis ja serologisch erwiesen ist.

Die Seltenheit der Paralyse bei den unzivilisierten Volksstämmen ist auch mit dem Fehlen der antisyphilitischen Behandlung in Beziehung gebracht worden. In welchem Umfange und mit welcher Intensität eine antisyphilitische Behandlung der syphilitischen Indianer stattfindet, vermag ich nicht zu beurteilen, vermute aber, daß nicht wenige Fälle sich der Behandlung überhaupt entziehen. Aber daß man in den verschiedenen Reservationen, wenn dort Syphilitiker festgestellt werden, diese auch behandelt, geht aus den Berichten der Ärzte der Agenturen, die ich mitgeteilt habe, hervor; eine Indianeragentur im Staate Nebraska hält sogar wöchentlich eine Sprechstunde für geschlechtskranke Indianer ab, und es stehen dort, wie es in dem Bericht heißt, 10—15 Fälle von Syphilis durchschnittlich in Behandlung. Also unberührt von der antisyphilitischen Therapie sind die nordamerikanischen Indianer gewiß nicht geblieben. Auch über diese Frage sollten noch genaue Erkundigungen eingezogen werden.

Weiterhin wäre zu erforschen, ob die Indianer an akuten Infektionskrankheiten, denen von einer Reihe von Forschern ein vorbeugender Einfluß gegenüber der Paralyse zugeschrieben wird, in größerem Umfang zu leiden haben. Die bei den Indianern häufigste Infektionskrankheit, die Tuberkulose, gehört nicht zu den Infektionskrankheiten, auf die sich solche Mutmaßungen richten. Nur insofern könnte durch die Tuberkulose eine Verminderung der Paralysehäufigkeit herbeigeführt werden, als sie eine hohe Mortalität der Indianer bedingt und ihr daher auch eine Anzahl von Paralysekandidaten vorzeitig zum Opfer fallen könnte; die Mortalität bei den Indianern betrug 1920 20,33 vT gegenüber 13,8 vT der Gesamtbevölkerung; 1913 betrug die Mortalität bei den Indianern sogar noch 33,24 vT. Mit Ausnahme der Beobachtungen von Hrdlička, die sich auf den Südwesten beziehen, sind die spärlichen Veröffentlichungen über Infektionskrankheiten bei den Indianern älteren Datums und unterrichten nur über die damaligen Verhältnisse bei einzelnen Stämmen; als häufig wurden vor allem Pocken, Malaria und Masern angegeben, daneben auch Diphtherie, Typhus, Scharlach und Recurrens genannt. Nach Hrdlička kamen um die Jahrhundertwende bei den Indianern des Südwestens Pocken, Malaria, Masern und Dysenterie häufig vor, während Scharlach und Typhus selten waren. Wenn also überhaupt die Hypothese zutrifft, so könnte für die Indianer des Südwestens daran gedacht werden, daß Pocken und Malaria die Entwicklung der Paralyse hintanhalten. Mir fehlen die Unterlagen für die Beurteilung, wie es um diese Infektionskrankheiten in den anderen Indianeransiedlungen steht. Ich nehme an, daß in den nördlichen Indianerreservationen die Malaria zum mindesten nicht häufig ist, vielleicht auch völlig fehlt, während ja die Paralyse bei den Indianern auch in den nördlichen Staaten selten vorkommt. Das, wie es scheint, nicht seltene Vorkommen der Pocken läßt annehmen, daß die Schutzpockenimpfung nicht durchwegs ausreichend angewandt wird. Immerhin werden die meisten der in den Reservationen lebenden Indianer geimpft, wie uns das Indian Office mitteilte. Die völlige Klarstellung dieser Verhältnisse wäre von Wert. Dann wird man auch der Verbreitung der Masern Aufmerksamkeit schenken müssen, die ja bei den Indianern die Besonderheit zu besitzen scheinen, daß sie auch Erwachsene in größerem Umfange befallen.

Angesichts der Feststellung von Donner, daß in Deutschland Schlaganfälle in der Ascendenz von Paralytikern auffallend oft vorkommen, verdient die Angabe von Hrdlička über die Seltenheit der Arteriosklerose bei den Indianern des Südwestens Beachtung, und es wäre wünschenswert, daß auch in dieser Richtung Nachforschungen aufgenommen würden.

Es wäre eine dankbare und wie mir scheint auch durchführbare Aufgabe, den Ursachen der Seltenheit der Indianerparalyse nachzugehen. Handelt es sich doch hier um eine verhältnismäßig kleine Bevölkerungsgruppe, deren Lebensverhältnisse angesichts der Bevormundung und Kontrolle, die die Regierung der Vereinigten Staaten über sie ausübt, im einzelnen wohl erforschbar sind.

# D. Die Indianer in Mexiko.

Die Gesamtbevölkerung von Mexiko soll etwa 15 Millionen betragen. Sie setzt sich zusammen aus Indianern, Weißen und Mischlingen (Mestizen). Die Indianer, die Nachkommen der Ureinwohner des Landes, bilden mit angeblich 10 Millionen die Hauptmasse der Bevölkerung; an den übrigen 5 Millionen sollen Weiße und Mischlinge ungefähr den gleichen Anteil haben. Ebensowenig wie es möglich ist, nordamerikanische Indianer und Neger mit Bestimmtheit als reinblütig zu erkennen, sind zuverlässige Kriterien für die Reinblütigkeit der mexikanischen Indianer gegeben. In den größeren Städten findet sich eine stark vermischte Einwohnerschaft, während in den gebirgigen Teilen des zentralen Mexiko die Ureinwohner sich ziemlich unvermischt erhalten haben sollen. Über die Morbiditätsverhältnisse gerade dieser für die Paralyseforschung besonders wichtigen Volksgruppe war so gut wie nichts, was über ganz vage Eindrücke hinausging, in Erfahrung zu bringen. Diese der Zivilisation nur wenig erschlossenen Menschen halten sich von den weißen Ärzten fern und behelfen sich mit den traditionellen Heilmitteln, die ihnen von heilkundigen Laien verabreicht werden. Ein Einblick in die gesundheitlichen Verhältnisse wäre daher nur zu gewinnen, wenn ärztliche

Expeditionen zur Lösung bestimmter Fragen in die entlegenen Gegenden entsandt würden, vorausgesetzt, daß die Arbeit der Forscher nicht durch den Widerstand der Bevölkerung verhindert würde. Wie es mit der Paralyse dort steht, ist gar nicht zu beurteilen.

Hinsichtlich der Häufigkeit und der Formen der Syphilis bei den mexikanischen Indianern haben wir persönliche Erkundigungen einziehen können. Der inzwischen leider verstorbene ausgezeichnete New Yorker Syphilidologe I. A. Fordyce hatte uns als besonders kenntnisreichen und zuverlässigen Syphilidologen Herrn Dr. Vasconcelos in der Hauptstadt Mexiko genannt und uns eine Empfehlung an ihn mitgegeben. Dr. Vasconcelos hatte durch eine mehrjährige Tätigkeit im Armeehospital Gelegenheit, reinblütige Indianer zu untersuchen, da die Heeresangehörigen vorwiegend den ländlichen Indianerstämmen entnommen werden. Er hat, wie er uns freundlichst mitteilte, im Hospital zahlreiche Fälle von Syphilis gesehen: Schanker, die verschiedensten Arten sekundärer und tertiärer Syphilide, Papeln, Gummen und Periostitiden. Dr. Vasconcelos glaubt nicht, daß symptomatologisch irgendein Unterschied der syphilitischen Erscheinungen bei Indianern und Weißen besteht. Die Kranken blieben jedoch jeweils nur kurze Zeit im Hospital. Fälle von Neurosyphilis bei Militärpersonen gesehen zu haben, erinnerte sich Dr. Vasconcelos nicht. Lumbalpunktionen wurden nicht gemacht. Dr. Vasconcelos meint, Syphilis sei bei den reinen Indianerstämmen abseits der Städte selten, hingegen in den Städten mit ihrer gemischten Bevölkerung häufig. Dies sind jedoch Eindrücke, die sich nicht auf planmäßige Untersuchungen und deren Niederschriften stützen. Vor allem fehlt es noch an einer serologischen Durchforschung der ländlichen Indianerbevölkerung, die die Hauptmasse der Einwohner des Landes ausmacht.

Der medizinischen Literatur in Mexiko läßt sich über Paralyse nicht viel entnehmen. Die herrschenden Anschauungen sind die der französischen Schule. Erwähnenswert ist eine im Jahre 1924 erschienene Doktordissertation von S. R. Moreno, die eine sorgfältige Zusammenstellung über 100 in Mexiko-Stadt beobachtete Fälle bietet. Unter jenen 100 Paralysen Morenos waren 86 Mexikaner, von denen 13 (15 vH) als reinblütige Indianer (Indigenas), 49 (57 vH) als Mestizen, 24 (28 vH) als weiße Mexikaner (Criollos) bezeichnet wurden. Der Rest von 14 Fällen stammte aus dem Ausland. In der Zusammenstellung Morenos sind die einzelnen Rassengruppen nicht getrennt behandelt, so daß nicht ersichtlich ist, ob und inwieweit Besonderheiten bei einer von ihnen vorgelegen haben. Man darf vielleicht aus diesem Unterlassen schließen, daß dem Autor keine Besonderheiten aufgefallen sind. Aus den Ergebnissen, die aus dem Gesamtmaterial gewonnen wurden, sei folgendes wiedergegeben: Syphilis war anamnestisch nur in 40 vH der Fälle sicher festgestellt. Alkoholismus lag bei 80 vH vor. Das Intervall zwischen syphilitischer Infektion und Ausbruch der Paralyse betrug 2 bis 30 Jahre — es war nur bei 15 Fällen etwas darüber zu erfahren. Als vorausgegangene Infektionskrankheiten wurden, geordnet nach der Häufigkeit ihres Vorkommens, angeführt: Gonorrhöe, Typhus, weicher Schanker, Malaria, Rheumatismus, Grippe, Dysenterie, Pneumonie. Als Infektionskrankheiten des Kindesalters wurden genannt: Scharlach, Masern und Pocken. In welchem Umfang die Krankengeschichten Infektionskrankheiten aufwiesen, wurde nicht gesagt. Nach den dominierenden Symptomen gruppierte Moreno sein Material wie folgt:

a) Einfache Formen: Manische 39, Melancholische 12, Demente 9, Halluzinatorische 6, Verwirrte und Paranoide 2, Hypochondrische 2.

b) Kombinierte Formen: Manisch-Halluzinatorische 8, Melancholisch-Halluzinatorische 5, Circuläre 4, Manisch-Verwirrte 4, Melancholisch-Verwirrte 3, Melancholisch-Hypochondrische 2 Fälle.

Danach scheinen die einfach dementen Formen relativ selten, die erregten und psychisch symptomreicheren Formen häufig in Mexiko vorzukommen. Recht groß erscheint mit 19 Fällen die Gruppe der Halluzinanten. Hinsichtlich des Verlaufs der Krankheit scheinen alle Spielarten in Mexiko beobachtet worden zu sein. Auch mit Tabes kombinierte Fälle — Tabes vor Beginn der Paralyse, Tabes, die erst während der Remission einer Paralyse sich entwickelte — werden

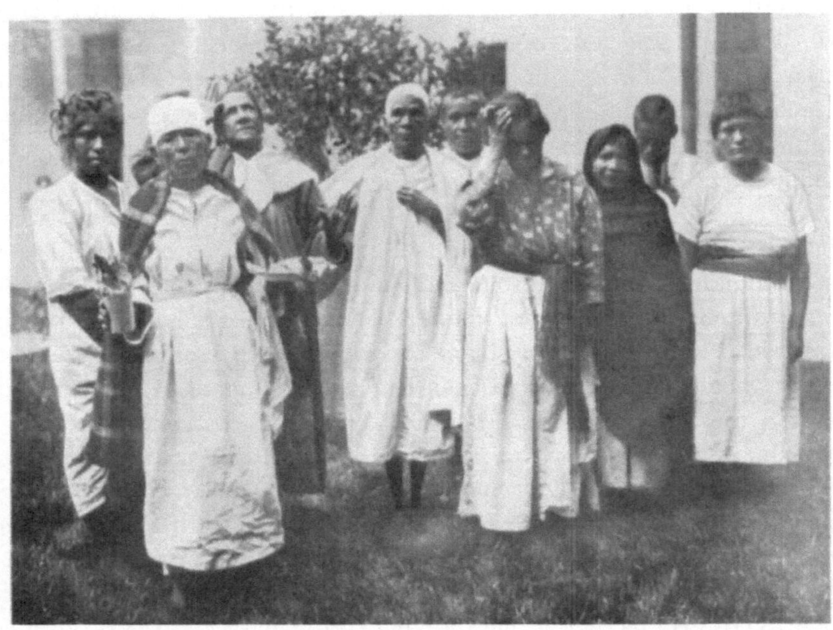

Abb. 8.  Gruppe geisteskranker Indianerinnen in der Irrenanstalt der Stadt Mexiko.

erwähnt. Paralytische Anfälle werden als ziemlich häufig bezeichnet. Diese Erfahrungen wurden, wie gesagt, bei einem aus Weißen, Mischlingen und reinen Indianern gemischten Material gemacht, und man kann daher nichts für die Indianer speziell Gültiges entnehmen.

Für unsere eigenen Untersuchungen über Paralyse waren wir auch in Mexiko auf Anstaltskranke angewiesen. Wie wir von dem deutschen Arzt in Mexiko, Herrn Dr. Roehr, erfuhren, kamen acht Irrenanstalten im Lande in Frage: Hauptstadt Mexiko — Guadalajara — Puebla — San Luis Potosi — Chihuahua — Monterrey — Merida — Oaxaca.

In allen diesen Anstalten finden Weiße, Mestizen und Indianer Aufnahme. Uns lag natürlich daran, unsere Untersuchungen in einer Anstalt anzustellen, wo der Anteil der reinblütigen Indianer ein besonders hoher war. Wie uns bedeutet wurde, sind die Verhältnisse in den genannten Anstalten hinsichtlich der Zusammensetzung des Krankenmaterials ziemlich übereinstimmende. Wir entschlossen uns deshalb, uns auf die Irrenanstalt der Hauptstadt Mexiko zu beschränken. Diese Irrenanstalt — Manicomio General Mixcoac, D.F. — liegt in dem Vorort Castañeda. Die Anstalt ist im Pavillonsystem gebaut und die Einrichtungen lehnen sich an die Vorbilder der spanischen Irrenfürsorge an. Die Anstalt ist inmitten prächtiger Gärten gelegen. Unsere Untersuchungen hatten mit sehr großen Schwierigkeiten, vor allem wegen der Sprache, zu kämpfen. Trotz des liebenswürdigen Entgegenkommens der Ärzte war es sehr mühsam, einen gewissen Einblick in die Verhältnisse zu bekommen.

Zur Zeit unserer Anwesenheit im Mai 1925 befanden sich in der Anstalt 1274 Kranke, 655 Männer und 619 Frauen. Die große Mehrzahl der Kranken bestand aus Mestizen. Unsere Frage, wie groß der Prozentsatz der reinblütigen Indianer in der Anstalt sei, wurde von den Ärzten verschieden beantwortet.

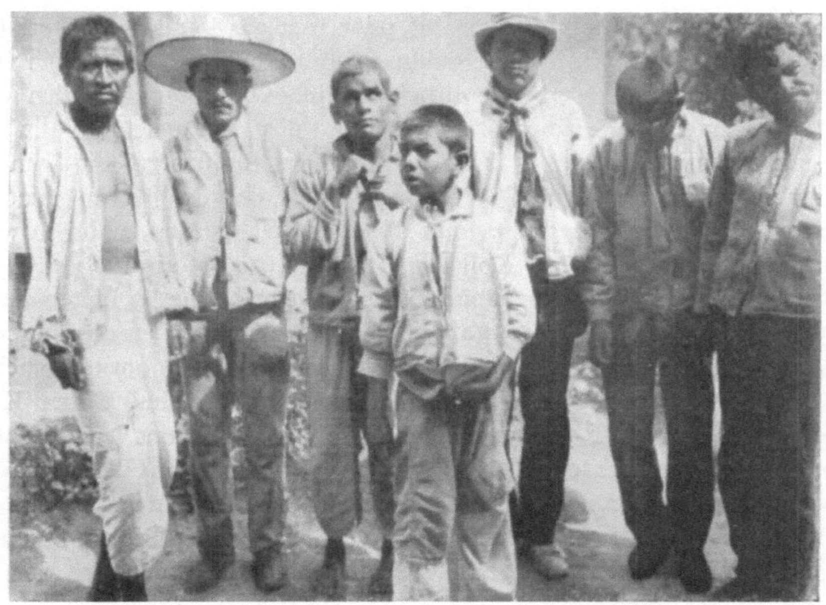

Abb. 9. Gruppe geisteskranker Indianer in der Irrenanstalt der Stadt Mexiko.

Im Laufe unserer Untersuchungen haben wir feststellen können, daß hinsichtlich der Rassenreinheit der einzelnen Kranken Meinungsverschiedenheiten bei den Ärzten bestanden, so daß wir immer wieder uns der Unsicherheit der Einordnung bewußt wurden. Eine Schätzung, die uns von Herrn Oberarzt Dr. Norma gegeben wurde, und die vielleicht noch am ehesten der Wirklichkeit nahekommen dürfte, lautete: Indianer 20 vH, Mestizen 75 vH, Europäer 5 vH. Da die Anstalt aus einer ganzen Reihe mehr oder weniger voneinander unabhängiger Abteilungen besteht, war es schwer, von der klinischen Zusammensetzung des Krankenmaterials, zumal bei den zum Teil von den unsrigen abweichenden Anschauungen, ein zuverlässiges Bild zu gewinnen.

Die beiden Abbildungen zeigen anscheinend reinblütige Indianer.

Wie in Nordamerika trafen wir auch in Mexiko eine Arbeitsteilung in der Art, daß Professor Kraepelin unabhängig von der Diagnose eine Anzahl — 100 Fälle — willkürlich zusammengestellter Kranker durchmusterte, um über

die Krankheitsformen im allgemeinen ein Urteil zu gewinnen. Ich suchte über
die Frage der Paralyse und der Neurosyphilis Erfahrungen zu sammeln.

Es schien mir vor allem wichtig, über den Grad der Durchseuchung der Anstaltskranken mit Syphilis etwas zu ermitteln. Eine systematische Durchuntersuchung
des Krankenmaterials auf Syphilis ohne Rücksicht auf die Krankheitsform war
in der Anstalt bisher nicht vorgenommen worden, sondern es waren nur bei ver-
dächtigen Fällen, bzw. bei Kranken, die eindeutige Zeichen der Paralyse oder
der Lues cerebri darboten, Blutuntersuchungen und auch Lumbalpunktionen zur
Sicherung der Diagnose gemacht worden. Ich habe deshalb selbst Blutproben
bei den 100 Kranken, 50 Männern und 50 Frauen, entnommen, die Professor
Kraepelin klinisch untersuchte. Für die Auswahl der Fälle war nicht die Krankheitsform maßgebend, sondern die Reinblütigkeit der Kranken, und wir baten,
uns hierfür nur Indigenos, d. h. Fälle zur Verfügung zu stellen, die, soweit sich
dies überhaupt beurteilen läßt, als reine oder wenigstens als nur in geringerem
Maße mit weißem Blut vermischte Indianer gelten konnten. Abgesehen von diesem Gesichtspunkt mußten wir uns auf eine kleinere Gruppe von Fällen aus dem
Grunde beschränken, weil uns daran lag, nur selbst untersuchte Fälle zu verwerten, um auf diese Weise ein Vergleichsmaterial für unsere sonstigen Untersuchungen zu erhalten. Da wir Wert darauf legten, daß die Blutuntersuchungen
mit der uns gewohnten Originaltechnik durchgeführt wurden, nahmen wir gern
das Anerbieten eines Schweizer Kollegen, Dr. H. Mooser, an, für uns in seinem
Laboratorium die Untersuchungen zu machen. Dr. Mooser ist Leiter der Laboratorien des amerikanischen Hospitals in Mexiko. Wir konnten uns davon überzeugen, daß hier die Blutuntersuchungen ebenso wie die Liquoruntersuchungen
in der bei uns üblichen Weise angestellt wurden. Wir sind Herrn Kollegen
Mooser für die selbstlose und unermüdliche Hilfe, die er uns leistete, zu herz-
lichstem Danke verpflichtet. Die Blutproben wurden nach Wassermann und
nach Sachs-Georgi untersucht. Die Untersuchungen verliefen beiderseits gleich-
sinnig, so daß ich darauf verzichten kann, den Ausfall beider Proben im einzelnen
mitzuteilen. Aus den nebenstehenden Tabellen sind die Ergebnisse der Untersuchungen zu entnehmen.

Von den 100 Blutproben reagierten 24, somit 24 vH positiv. Bei den Frauen
fanden sich positive Reaktionen in 32 vH, bei den Männern nur halb so oft,
nämlich in 16 vH. Es ist jedoch nicht ohne weiteres statthaft, hieraus zu schließen,
daß die weiblichen Kranken der Anstalt doppelt so häufig syphilitisch waren
als die Männer, und zwar ist dies aus folgendem Grunde nicht angängig: In der
Anstalt ist eine Abteilung für Neurosyphilis ausschließlich für Männer eingerichtet, die zur Zeit unserer Anwesenheit 52 Kranke enthielt. Diese einseitige
Absonderung der Männer mit Neurosyphilis brachte es mit sich, daß die Zahl
der weiblichen Syphilitischen im Verhältnis zu den männlichen auf den *allgemeinen*
Abteilungen, wo die 100 Blutproben entnommen wurden, besonders groß erschien.
Betrachtet man in den Tabellen die Krankheitsformen, die sich beiderseits
fanden, so sieht man denn auch, daß Paralyse und Hirnlues in der Frauengruppe
stärker als in der Männergruppe vertreten war: bei den Frauen 5 Fälle von Neurosyphilis (3 Paralysen, 2 Fälle von Lues cerebri), bei den Männern nur 1 Fall
(zweifelhafte Paralyse). Bringt man bei den Frauen und Männern diese Fälle
in Abzug, so verbleiben bei den Männern 49 Fälle mit 7 = 14,3 vH, bei den

Frauen 45 Fälle mit 11 = 24,4 vH positiver Blutreaktionen. Geisteskranke mit Syphilis als Nebenbefund — die Mehrzahl der Fälle gehörte der Dementia praecox an — waren also bei den Frauen, wenn auch nicht doppelt so häufig, so doch noch immer wesentlich zahlreicher als bei den Männern. Aber auch bei den Männern war die Zahl recht erheblich. Fortlaufende Untersuchungen bei den männlichen Aufnahmen an der Münchener Psychiatrischen Klinik, die wir durchführten, ergaben nach Abzug der infolge von Syphilis geisteskrank gewordenen Kranken positive Wa.R. in nur 10,0 vH. Die Syphilisquote lag also bei den mexikanischen Indianern höher als bei den männlichen Kranken der Mün-

**Blutuntersuchungen bei Kranken der Irrenanstalt Mexiko.**

**I. Männer.**

| Zahl der Fälle | Krankheitsformen | Ergebnis der Blutuntersuchung | |
|---|---|---|---|
| | | positiv | negativ |
| 38 | Dementia praecox | 6 | 32 |
| 8 | Epilepsie | — | 8 |
| 1 | Paralyse? | 1 | — |
| 1 | Hypomanie? | 1 | — |
| 1 | Alcoholhallucinose | — | 1 |
| 1 | Cerebrale Kinderlähmung mit Epilepsie | — | 1 |
| 50 | | 8 = 16 vH | 42 = 84 vH |

**II. Frauen.**

| Zahl der Fälle | Krankheitsformen | Ergebnis der Blutuntersuchung | |
|---|---|---|---|
| | | positiv | negativ |
| 29 | Dementia praecox | 9 | 20 |
| 8 | Epilepsie | — | 8 |
| 3 | Paralyse | 3 | — |
| 2 | Lues cerebri | 2 | — |
| 3 | Senile Demenz | 1 | 2 |
| 2 | Man.-depr. Irresein? | — | 2 |
| 1 | Imbecillität | 1 | — |
| 1 | Chorea Huntington | — | 1 |
| 1 | Unklar (Dem. praecox?) | — | 1 |
| 50 | | 16 = 32 vH | 34 = 68 vH |

chener Klinik. Bei den Frauen der Anstalt in Mexiko ging die Zahl der Syphilitischen mit 24,4 vH weit über die Zahl der Männer hinaus. Verglichen mit den Frauen der Münchener Klinik, die nach Abzug von Paralyse usf. 8,6 vH positive Wa.R. zeigten, fand sich unter den mexikanischen Indianerinnen die dreifache Zahl syphilitisch infiziert. Es darf nicht außer acht gelassen werden, daß die Zahl von 100 Kranken, an denen die Berechnung in Mexiko angestellt wurde, eine relativ kleine ist, und daß man das Ergebnis nicht als ein exaktes Maß für die syphilitische Durchseuchung des Gesamtmaterials der Kranken der mexikanischen Anstalt ansehen darf. Aber aus dieser Stichprobe kann man wohl bei aller gebotenen Vorsicht folgern, daß Syphilis ein häufiger Befund bei den Geistes-

kranken der Anstalt in Mexiko ist, und daß die Rate bei den Frauen noch höher
liegt als bei den Männern.

Nach Mitteilung eines der Ärzte waren zur Zeit unserer Anwesenheit 77 Fälle,
53 männliche und 24 weibliche von Neurosyphilis in der Anstalt; getrennte
Angaben über die einzelnen Krankheitsformen wurden uns nicht zur Verfügung
gestellt. Die Zahl der weiblichen Fälle von Neurosyphilis erschien verhältnismäßig klein im Hinblick auf die hohe Syphilisquote, die sich gerade bei den
Frauen durch die Blutuntersuchung herausgestellt hatte. Dafür, daß die Anzahl
der Frauen mit Neurosyphilis wohl etwas zu niedrig bemessen wurde, sprach
auch, daß unter den 50 wahllos zusammengestellten weiblichen Kranken, die
Professor Kraepelin klinisch untersuchte, schon allein 5 Fälle von Neurosyphilis sich befanden. Natürlich wäre es denkbar, daß in dieser Gruppe von
Frauen durch einen Zufall die Neurosyphilis so stark vertreten war. Bei der
Kürze der uns zur Verfügung stehenden Zeit war es uns leider nicht möglich,
die Frage eingehender zu prüfen.

Auf der Männerabteilung, die für Fälle von Neurosyphilis eingerichtet ist,
wurden von den Ärzten 16 Kranke als reinblütige Indianer mit mehr oder weniger Bestimmtheit bezeichnet. Darunter befanden sich 10 Fälle von Paralyse.
2 weitere Kranke erschienen mir als paralyseverdächtig, ohne daß ich mich jedoch
mit Bestimmtheit für die Diagnose entscheiden konnte. Die übrigen 4 Kranken
hatten Syphilis wohl nur als Nebenbefund. Es handelte sich nach meinem
Eindruck um je 1 Fall von Imbezillität + Alkoholismus, von alkoholischem
Eifersuchtswahn, von Manie und von Dementia praecox. Den letztgenannten
Fall, der infolge iritischer Verwachsungen mangelhafte Pupillenreaktion zeigte,
habe ich punktiert; der Liquor war völlig normal. Aus begreiflichen Gründen
waren die Nachrichten über die Vorgeschichte der Indianerparalysen zum Teil
unzulänglich. Das Lebensalter mußte, soweit die Kranken selbst darüber keine
brauchbare Auskunft geben konnten, abgeschätzt werden.

5 Paralytiker wurden als Alkoholisten bezeichnet. Sie waren sämtlich Pulquetrinker. Pulque ist das Nationalgetränk der Mexikaner und besteht aus dem
vergorenen Saft der Agaven. Weiterhin werden aus den Agaven zwei Schnaps-
sorten hergestellt: Sotol und Taquila. Von den beiden erwähnten Nichtpara-
tikern mit Alkoholismus war der Fall von Imbezillität, kombiniert mit Alkoholismus, Taquila-, der Fall von alkoholischem Eifersuchtswahn Sotoltrinker gewesen. Unter den Paralytikern befand sich angeblich kein Liebhaber dieser
mexikanischen Schnapsarten. Bei zwei Kranken fand sich der Eintrag, die
Väter seien Alkoholisten gewesen, bei einem weiteren, beide Eltern hätten getrunken. Bei den Alkoholisten unter den 10 Paralytikern fand sich einer, der im
Beginn der Erkrankung Stimmen gehört haben soll: Gott habe zu ihm gesprochen.
Sonst bot keiner dieser Kranken Züge, die auf alkoholische Färbung des Krank-
heitsbildes hätten bezogen werden können. Ein Kranker soll neben Pulque
auch dem Haschisch gefröhnt haben.

Über vorausgegangene Infektionskrankheiten fanden sich bei 4 Kranken
Angaben: Pocken in 2 Fällen, bei einem dieser Fälle außerdem Typhus, bei
einem weiteren Paralytiker Typhus, Scharlach und Pneumonie und schließlich
bei einem Falle Flecktyphus.

Syphilitische Infektion wurde von 5 Kranken zugegeben. Von 2 Kranken war der Infektionstermin bezeichnet worden mit 6 bzw. 8 Jahren vor der Aufnahme in die Anstalt. Ein Kranker hatte die Angabe gemacht, er habe einmal einen syphilitischen Hautausschlag gehabt und sei antiluetisch behandelt worden. Im übrigen war über Verlauf und Behandlung der Syphilis nichts ermittelt worden. Ich möchte hier gleich hinzufügen, daß 2 Kranke Exostosen aufwiesen, einer an der Tibia und am Occiput, einer an der Tibia und an der Clavicula. Bei beiden Kranken war über die syphilitische Infektion anamnestisch nichts festgestellt worden. Die Ärzte sagten uns, Reste syphilitischer Periostitiden seien bei den Paralytikern in Mexiko nicht sehr selten. Andere Erscheinungen von Syphilis mit Ausnahme von Narben am Genitale waren an den Kranken nicht aufzufinden. Über die Entwicklung der Paralyse war in keinem Falle etwas Zuverlässiges in Erfahrung zu bringen.

Was die klinische Form, die diese Paralytiker darboten, betrifft, so konnten 5 als klassische Form der Paralyse bezeichnet werden; es waren erregte Kranke mit lebhaften Größenideen. 2 weitere Kranke hatten ebenfalls Größenideen, waren jedoch ruhig. 3 Kranke waren still verblödete Fälle, bei denen nie Wahnbildungen oder Erregungszustände beobachtet worden waren. Von 10 Fällen von Paralyse gingen also 7 mit Größenideen einher, eine im Vergleich zu der ziemlichen Seltenheit, mit der die Paralyse gegenwärtig bei uns zu Lande von Größenwahn begleitet ist, auffallend hohe Zahl. Die expansive Paralyse ist auch, wie an anderer Stelle ausgeführt wurde, bei den Negern nicht häufig, sondern wie übereinstimmend hervorgehoben wird, noch seltener als bei den Weißen. Es kann Zufall sein, daß bei der geringen Zahl von Fällen, die ich untersuchte, die Größenideen so im Vordergrund standen. Es wäre nicht unwichtig, nachzuforschen, wie es um die Häufigkeit dieser Krankeitserscheinung bei den mexikanischen Indianern im Vergleich zu den Mestizen und Weißen des Landes steht. Das Zurücktreten der einfach dementen Form der Paralyse hinter der „manischen" Form geht auch aus der von Moreno gegebenen Übersicht hervor.

Wahnideen anderer Art bot die von mir untersuchte Paralytikergruppe nicht dar. Die 3 Fälle von Paralyse, die Professor Kraepelin unter den weiblichen Kranken herausfand, waren schwererregte Kranke; eine dieser Frauen äußerte Größenideen, die andere nur Verfolgungsideen.

Im übrigen ist über das psychische Verhalten nichts zu erwähnen, was mit dem Typischen unserer Paralytiker nicht völlig in Übereinstimmung gewesen wäre. Ein Kranker bot ein katatones Bild, zeigte Stuporzustände und Stereotypie der Bewegungen; er war im übrigen eine stillprogressive Form der Paralyse ohne auffällige psychotische Erscheinungen. Über Sinnestäuschungen war mit Ausnahme des schon erwähnten Paralytikers, der Alkoholist war und zu Anfang der Erkrankung Stimmen gehört haben soll, bei den männlichen Kranken nichts erwähnt. Von den 3 weiblichen Paralysen soll 1 Gesichts- und Gehörstäuschungen gehabt haben.

Neurologische Zeichen der Paralyse lagen bei allen Kranken vor. Isolierte Lichtstarre der Pupillen fand sich in 9 Fällen. 1 Kranker hatte absolute Pupillenstarre; bei ihm fehlten die P.S.R. und A.S.R. und es lag erhebliche Ataxie vor. Die anderen 9 Kranken hatten lebhafte, zum Teil sicher gesteigerte Sehnenreflexe. Pathologische Reflexe fanden sich nicht. Artikulatorische Sprachstörung war bei 8 Kranken deutlich, meist sehr ausgeprägt vorhanden. Fast alle

Paralytiker zeigten Tremor der Hände und der Zunge, Flattern der Lippen, Mitbewegungen beim Sprechen, sowie Hypalgesie.

Die Wa.R. im Blut war in allen Fällen positiv; die Liquorbefunde waren meist charakteristisch für Paralyse. Ich möchte nun, um das Gesagte mit Beispielen zu belegen, einige Fälle kurz anführen.

**Fall 1.** (Abb. 10.) Einfach demente Form der Paralyse; spärliche Größenideen zu Beginn der Erkrankung.

Rafael Escobar aus Chorapu im Staate Michocan. 32 Jahre alt. Arbeiter. Aufgenommen am 5. X. 1924.

Beide Eltern haben stark getrunken. Gonorrhöe und Schanker vor 6 Jahren. Danach Angina.

Bei der Aufnahme gab er an, 10 Jahre alt zu sein, habe ein Landgut, Häuser, Küchen und Länder und sehr viel Geld. War dabei ruhig und einsilbig. Auch im weiteren Verlauf

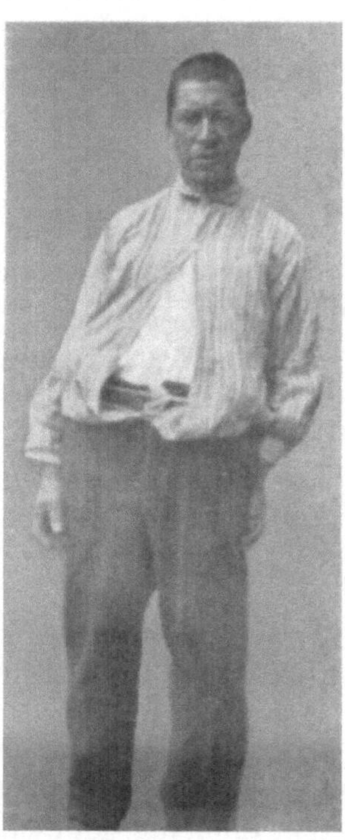

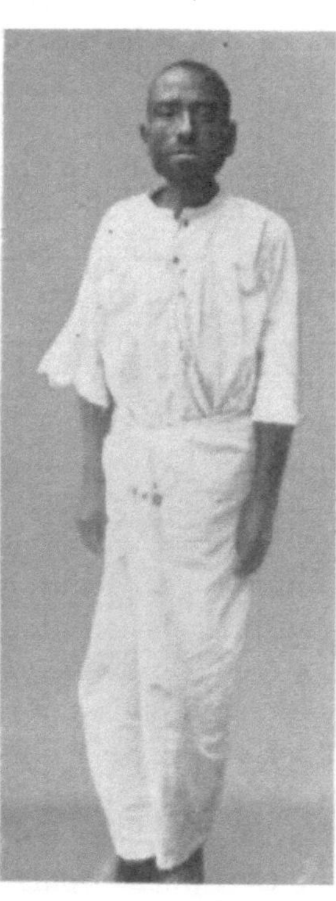

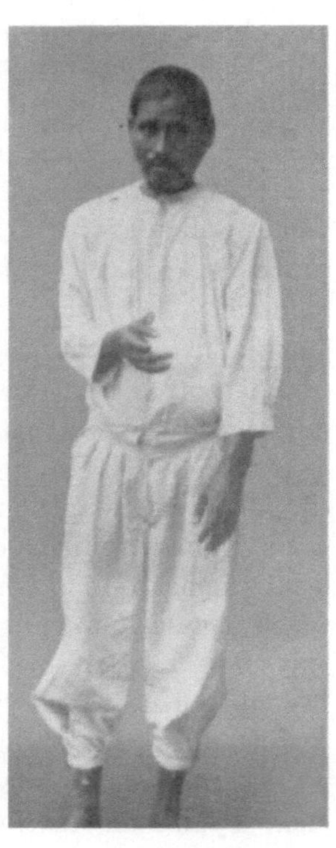

Abb. 10. Einfach demente Paralyse bei einem mexikanischen Indianer.

Abb. 11. Expansive Paralyse bei einem mexikanischen Indianer.

Abb. 12. Tabes-Paralyse bei einem mexikanischen Indianer.

keine Erregung. Hielt sich sehr unsauber, mischte den Kaffee mit dem anderen Essen, steckte mit den Händen das Essen in den Mund, aß Unrat, den er vom Boden auflas, stopfte sich die Taschen mit Abfällen voll. Gab unsinnige Antworten.

Jetzt (Mai 1925): Stumpf; blöder Ausdruck. Auffassung sehr erschwert. Mißversteht meist. Sei hier in einem Privathaus, wisse nicht in welcher Stadt. Sei wegen seines Fußes hier. Erkennt den Arzt nicht als solchen. Sei seit 5 Monaten hier. Jetzt sei Mai 1900. Weiß nicht die Hauptstadt, bezeichnet sein Dorf als solche, dort wohne auch der Präsident. Besitze 50 Pesos. Läßt sich durch einiges Zureden auf drei Häuser als Besitz bringen. Ruhig, indolent.

Pupillen lichtstarr, P.S.R. lebhaft, Sprach- und Schriftstörung. Polydaktylie.

Blut: Wa.R. + + + +; Liquor: Zell- und Globulinvermehrung, Wa.R. + + + + (0,2), Glod: 5544443210.

**Fall 2. (Abb. 11.) Expansive Form der Paralyse.**

Gregorio Moreno aus Puchuca im Staate Hidalgo. 40 Jahre alt. Uhrmacher, verheiratet. Aufgenommen am 12. IV. 1925.

Hatte Typhus, Scharlach und Pneumonie. Gonorrhöe und Schanker zugegeben (Narbe am Glied). Frau hatte mehrere Aborte. Seit der Aufnahme — vor 4 Wochen — dauernd erregt, stritt mit anderen Kranken, griff an, zerriß seine Kleider. Sehr lebhafter Rededrang. Wurde isoliert. Äußerte Größenideen. Bei der Untersuchung: euphorisch erregt, zugänglich, spricht ohne Unterlaß. Habe vier Automobile und vier Chauffeure, zahle ihnen täglich 5 Pesos. Besitze ein Haus mit 45 Wohnungen, nehme davon 1000 Pesos monatlich ein. Örtlich desorientiert; erklärt, hier in einem Wohnhaus zu sein, in dem er mieten wolle. Die anderen sagen, es sei ein Irrenhaus, das glaube er aber nicht. Sei seit 4 Monaten da. Gibt als Jahr 1909 an. Gedächtnis- und Merkstörung. Zahlreiche Widersprüche bei Bericht über sein Vorleben.

Pupillen verzogen. Lichtreaktion fehlt, Konvergenzreaktion gut. P.S.R. lebhaft. Leichte artikulatorische Sprachstörung.

Blut: Wa.R. + + + + ; Liquor: Zell- und Globulinvermehrung. Wa.R. + + + + (0,2).

**Fall 3. (Abb. 12.) Akut beginnende expansive Form der Paralyse. Längere Remission. Rezidiv in Form der einfach dementen Paralyse. Während der Erkrankung Entwicklung von tabischen Erscheinungen (Verlust der Sehnenreflexe, Ataxie).**

Nabor Guerrero aus Cuahutepec bei Mexico-City. 33 Jahre alt. Händler. 1. Aufnahme: 30. VII. bis 24. XI. 1923. 2. Aufnahme: 24. I. 1925.

Hatte Flecktyphus. Trank angeblich mäßig Pulque. Syphilis negiert. Erkrankte kurz vor der ersten Aufnahme mit Größenideen: habe sehr viel Geld, sein Geschäft sei eines der ersten in der Welt, könne es für 1 Million Pesos verkaufen. War erregt, so daß die Familie ihn anband. Machte einen Selbstmordversuch, versuchte davonzulaufen. Sprach sehr viel. Körperlich bei der ersten Aufnahme: Absolute Pupillenstarre. P.S.R. lebhaft. Exostosen an Tibia und Occiput. War in der Anstalt aggressiv, zerriß seine Kleider, weinte und schrie, mußte isoliert werden. Beruhigte sich bald, so daß er nach 4 Monaten gebessert entlassen werden konnte.

Bei der zweiten Aufnahme (nach 14 Monaten) ruhig und stumpf. Bei der Untersuchung (Mai 1925): Schwerfälliges, indolentes Verhalten. Blöder Gesichtsausdruck. Faßt schwer auf. Sei in einem Irrenhaus, weiß aber nicht in welcher Stadt. Glaubt seit 1 Jahr (4 Monate) hier zu sein; erinnert sich nicht an die erste Aufnahme. Jetzt sei September 1925. Sei hier, weil seine Arme von den Einspritzungen krank geworden seien; sonst fehle ihm nichts. Sein Geschäft habe man ihm fortgenommen. Pupillen weit, absolut starr. P.S.R. und A.S.R. fehlen. Erhebliche Ataxie. Hypalgesie. Sprache und Schrift wenig gestört.

Blut: Wa.R. + + + +, Liquor: 4 Zellen, Nonne: schwache Opalescenz. Wa.R. + (0,25) + + + (0,5) + + + + (1,0).

Wie ich erwähnt habe, hatten 2 Paralytiker Pocken durchgemacht. Sie zeigten reichliche Pockennarben. Ich werde auf diese Fälle im Hinblick darauf, daß neuerdings die Hypothese aufgetaucht ist, die Paralyse sei eine Folge der Vaccination, bzw. sie werde durch Erkrankung an echten Pocken verhindert, in einem besonderen Abschnitt eingehen, der sich mit dieser Frage befaßt.

An dieser Stelle möchte ich noch eines paralyseverdächtigen Falles Erwähnung tun, der ein schizophrenes Bild darbot.

**Fall 4.** Heliodoro Gonzales aus Mexico-City. Dem Eindruck nach etwa 22 Jahre alt. Lediger Arbeiter. Aufgenommen: 22. V. 1923.

Vater Alkoholist. Patient selbst starker Pulquetrinker. Infektion unbekannt. Über Entwicklung der Störung nichts bekannt. Seit der Aufnahme unzugänglich, apathisch, gab keine Antworten, redete vor sich hin, spuckte beständig. Öfters ging er aus seinem stuporösen Verhalten heraus, machte impulsive Angriffe auf andere Kranke und stahl, nahm besonders Essen fort. Der Krankenpfleger gab an, der Kranke höre zuweilen Stimmen; er stehe dann plötzlich auf und spreche mit eingebildeten Personen.

Bei der Untersuchung (Mai 1925): Schmatzt, grimassiert, macht sterotype Bewegungen mit den Händen, reibt diese, drückt die Finger einer Hand mit der anderen Hand zusammen, zupft beständig an seinen Barthaaren. Läßt sich wiederholt stechen, trotz Schmerzäußerungen. Katalepsie angedeutet. Keine Echosymptome. Antwortet nur gelegentlich. Redet dann meist vorbei. Jahr?: „Freitag". Wo sind Sie hier?: „Mit Euch, meine Herren". Gibt letztere Antwort auf die verschiedensten Fragen. Redet vor sich hin, spricht von seinem Vater und von einem Brief aus Vera Cruz. Über Halluzinationen ist bei der Exploration nichts in Erfahrung zu bringen.

Pupillen verzogen, lichtstarr, Konvergenzreaktion nicht zu prüfen. P.S.R. und A.S.R. gesteigert. Kein Tremor, keine artikulatorische Sprachstörung, soweit dies bei den spärlichen sprachlichen Äußerungen zu beurteilen ist.

Ich habe den Kranken lumbal punktiert; im Liquor fand ich 80 Zellen und Nonne Opalescenz. Wa.R. (Dr. Mooser): + + + (0,25), + + + + (0,5).

Der Kranke bot somit ein charakteristisches katatones Bild: Stupor unterbrochen durch impulsive Attacken; reichliche Stereotypien und Manieren, Negativismus, Zerfahrenheit; dabei keine Progredienz im Sinne der Paralyse während des zweijährigen Anstaltsaufenthaltes; jedoch bestand Pupillenstarre und der Liquor zeigte Veränderungen, die auf Paralyse hinwiesen. Das jugendliche Alter des Kranken legte die Annahme nahe, daß es sich hier tatsächlich um eine Schizophrenie handelte, die mit einem luetischen oder wahrscheinlicher mit einem in Entwicklung begriffenen metaluetischen nervösen Prozeß vergesellschaftet war. Ich neigte mehr der Auffassung zu, daß die derzeitigen psychischen Störungen nicht syphilogene waren, als daß es sich um eine katatone Form der Paralyse handelte. Eine sichere Unterscheidung konnte zunächst nicht getroffen werden.

Da die Schizophrenie die Psychose der primitiven Völker ist, wäre darauf zu achten, ob sich bei der Paralyse der primitiven Völker öfters schizophrene Züge beobachten lassen. Ich habe an anderer Stelle auf das anscheinend häufigere Vorkommen einer schizophrenen Färbung der Paralyse bei Negerinnen hingewiesen.

Fälle von eindeutiger *Lues cerebri* fanden sich unter den männlichen mexikanischen Indianern, die ich untersuchte, nicht. Hingegen hat Professor Kraepelin 2 weibliche Fälle von Lues cerebrospinalis in der Anstalt diagnostizieren können.

1. 40jähriges, von Haus aus schwachsinniges Mädchen, bei dem vor 5 Jahren eine Paraplegie auftrat, die eine schlaffe Lähmung hinterließ. Pupillenstarre. Fehlen der P.S.R. Im Blut Wa.R. und Sa.G.R. positiv. Liquor nicht untersucht. 2. 30jähriges Mädchen. Rechtseitige spastische Hemiplegie mit Reflexsteigerung und Babinski. Motorische Aphasie. Pupillenstarre links. Im Blut Wa.R. und Sa.G.R. positiv. Liquor nicht untersucht.

Um noch einmal kurz das Wesentliche zusammenzufassen: Bei den mexikanischen Indianern der Hauptstadt Mexiko findet sich sehr viel Syphilis. Von den Kranken der Irrenanstalt, bei denen wir Blutuntersuchungen vornahmen, reagierten, nach Abzug der wegen Syphilis geisteskrank gewordenen Kranken, 14,3 vH der Männer und 24,4 vH der Frauen positiv. Die Paralyse findet sich auch bei anscheinend reinblütigen Indianern nicht selten. Über die Häufigkeit der Paralyse im Verhältnis zur Häufigkeit der Syphilis wären noch weitere Nachforschungen nötig. Es scheint, daß die Paralyse bei den Männern häufiger als bei den Frauen zur Entwicklung kommt, obwohl die Syphilis bei den Frauen häufiger vorkommt. Wir begegnen also auch hier der geringen Neigung der syphilitischen Frau an Paralyse zu erkranken, ein Verhalten, das auch sonst festgestellt wurde. Die Trennung der Vollblutindianer von Mischlingen ist zu einem hohen Grad eine willkürliche. Die große Mehrzahl der Anstaltsinsassen — etwa drei Viertel — bestand aus Mischlingen. Wir haben nicht den Eindruck gewonnen, daß Mestizen d. h. mit weißem Blut gemischte Indianer bzw. Weiße mit einem Einschlag von indianischem Blut, sich in ihrer Anfälligkeit, an Paralyse zu erkranken, von anscheinend reinblütigen Indianern unterscheiden. Es wurde auch von den mexikanischen Irrenärzten, mit denen wir über die Möglichkeit solcher rassenmäßig bedingter Unterschiede sprachen, betont, daß solche Unterschiede nicht zu bestehen scheinen. Man kann wohl — alle weiteren eingehenderen Untersuchungen vorbehalten — so viel sagen, daß das Vorkommen der Paralyse bei den großstädtischen mexikanischen Indianern sich nicht wesentlich von den Paralyseziffern unterscheiden dürfte, die man in großstädtischen Anstalten Nordamerikas und Europas antrifft. Besonderheiten der Rasse, klimatische Verhältnisse, Art der Ernährung, Mängel der antisyphilitischen Therapie, Vorkommen gewisser Infektionskrankheiten, vor allem der Pocken, sowie andere Eigentümlichkeiten des Landes und seiner Lebensgebräuche scheinen also die Entwicklung der Paralyse weder sonderlich zu fördern noch scheinen sie ihr im Wege zustehen.

Was die Erscheinungsweise der Paralyse der mexikanischen Indianer betrifft, so scheinen expansive Formen öfters vorzukommen als dies in Europa und in Nordamerika gegenwärtig der Fall ist. Beimischungen schizophrener Züge finden sich und es wäre zu prüfen, in welchem Umfang dies der Fall ist. In neurologischer Beziehung bestehen wohl keine Besonderheiten; auch die Kombination von Tabes und Paralyse kommt vor. Entwicklung, Verlauf und Ausgang der Paralyse scheinen auch in Mexiko alle kennzeichnenden Merkmale dieser Krankheit zu tragen.

# E. Ermittlungen über die Schutzpockenhypothese der Paralyse.

Auf unserer Reise haben wir auch der Frage unsere Aufmerksamkeit zugewendet, ob sich für Beziehungen der Pocken bzw. der Schutzpockenimpfung zu der Entstehung der Paralyse Anhaltspunkte finden ließen. Zu jener Zeit war über die Hypothese, daß die Schutzpockenimpfung die Entwicklung der Paralyse begünstigen könne, während auf der anderen Seite die Pocken eine gegenteilige Wirkung auszuüben vermöchten, noch nichts in die Öffentlichkeit gelangt. Wir hatten von dieser Hypothese durch Obermedizinalrat Dr. Kolb in Erlangen Kenntnis erhalten, der unabhängig von zwei anderen, die Auffassung von einer Vaccinogenie der Paralyse vertretenden Autoren Daraszkiewicz und Salomon auf diese Idee gekommen war. Kolb hatte uns gebeten, auf etwaige Tatsachen, die diese Lehre betrafen, zu fahnden. Wir folgten dieser Anregung, obzwar wir schon damals der Richtigkeit der Hypothese sehr zweifelnd gegenüberstanden. Inzwischen sind über diese Fragen Publikationen von

Daraszkiewicz und Salomon erschienen, in denen eine Reihe von Gründen angeführt wurde, die für einen Zusammenhang der Vaccination mit der Paralyse sprechen sollten, und auch Kolb hat in einem kritisch gehaltenen Aufsatz das Für und Wider dieser neuen Lehre erörtert. Wir selbst haben uns bereits gemeinsam mit Jahnel eingehend zu der Sache geäußert und glauben, die Argumente, die als Stützen der Hypothese angeführt wurden, durch kritische Darlegungen und durch die Anstellung umfangreicher Tierversuche widerlegt zu haben. Es sei nochmals kurz das Wesentliche wiederholt. Die Hypothese hat ihren Ursprung in der Annahme, daß zu Beginn des 19. Jahrhunderts, bald nachdem die Schutzpockenimpfung durch Jenner eingeführt worden war, „explosionsartig" die Paralyse in Erscheinung trat, während eine Reihe von Naturvölkern, bei denen die Vaccination keinen Eingang gefunden hatte oder nur in geringem Umfange geübt wurde, trotz des Vorhandenseins von Syphilis von der Paralyse verschont blieben. Es wurde an verschiedene Möglichkeiten gedacht, durch die die Schutzimpfung solche bedenkliche Nebenwirkungen ausüben könnte: einmal an eine direkte Beeinflussung des Syphilisverlaufs durch eine Behinderung der Produktion von Abwehrkräften des Organismus im Kampf gegen die Syphilis; dann auf indirektem Wege durch Unterdrückung der Pocken, die, ähnlich wie dies neuerdings bei der Malaria in Erwägung gezogen wird, die Ausheilung der Syphilis herbeiführen und damit die Entstehung der Paralyse verhindern sollten; schließlich wurden auch pathogene Wirkungen des Vaccinevirus im Nervensystem in Betracht gezogen. Wenn wirklich die Schutzimpfung conditio sine qua non für die Entstehung der Paralyse sein sollte, so dürfte es keine ungeimpften Fälle von Paralyse geben, und wenn andererseits das Durchmachen der Pocken einen sicheren Schutz gegenüber der Paralyse darstellte, so dürften keine pockennarbigen Paralytiker existieren. Daraszkiewicz hat ausdrücklich hervorgehoben, daß er in seinem Beobachtungsbezirk Geisteskranke und Gesunde, aber niemals Paralytiker, die Pockennarben trugen, gesehen habe, und daß ihm auf der anderen Seite nie ein Paralytiker ohne Impfnarben begegnet sei.

Unsere Aufgabe war vor allem, darauf zu achten, ob sich bei den Indianern und Negern, die wir untersuchten, pockennarbige Paralytiker und solche Paralytiker fänden, an denen keine Schutzimpfung ausgeführt worden war oder die wenigstens keine Impfnarben aufwiesen.

Es ist uns in der Tat gelungen, Fälle beiderlei Art ausfindig zu machen. Wir haben in Mexiko zwei pockennarbige Paralytiker aufgefunden und noch einen dritten Fall, der paralyseverdächtig war. Wir haben ferner fünf Paralytiker gesehen, die keine Impfnarben hatten, die von einer vor dem Ausbruch der Paralyse vorgenommenen Schutzimpfung herrührten — vier Fälle unter Negern im St. Elizabeth Hospital in Washington und einen indianischen Paralytiker in der Anstalt in Mexiko. Da auch die beiden pockennarbigen mexikanischen Paralytiker nicht geimpft waren, verfügten wir über sieben Fälle, die trotz Unterlassens der Schutzimpfung paralytisch geworden sind[1]).

Bei der Wichtigkeit der Frage glaube ich es nicht unterlassen zu sollen, auf

---

[1]) Diese Zahlenangaben zeigen kleine Abweichungen gegenüber den Angaben in einer vorläufigen, früher erschienenen Publikation, was sich daraus erklärt, daß die endgültige Sichtung des Materials und seine Vervollständigung nunmehr erst durchgeführt werden konnte.

die Fälle kurz einzugehen, um keinen Zweifel darüber aufkommen zu lassen, daß es sich hier wirklich um Paralysen gehandelt hat.

Zunächst seien die beiden paralytischen Indianer der Irrenanstalt Mexiko angeführt. Die schönen Aufnahmen, die die Pockennarben deutlich hervortreten lassen, verdanke ich der Güte des Herrn Dr. H. Mooser in Mexiko.

## Paralytische mexikanische Indianer mit Pockennarben.

**Fall 1.** (Abb. 13.) Venturo Sosa aus Michoacan. 50 Jahre alt. Aufgenommen in die Irrenanstalt Mexico-Stadt am 19. X. 1924.

*Stark entwickelte Pockennarben. Keine Impfnarben.*

Unbekannt, wann der Kranke die Pocken durchgemacht hat. Schanker und Gonorrhöe zugegeben.

Expansive Form der Paralyse. Zeitweise sehr erregt. Besitze acht Hosen, 2 Millionen Pesos, ein Haus, das 9 Millionen Pesos wert sei, habe 20 Menschen in der Revolution getötet, werde in Mexiko alles in Ordnung bringen. Weiß nicht wo er ist, sei hier, um zu arbeiten. Gegenwärtig schreibe man das Jahr 1000. Paralytische Sprachstörung. Reflektorische Pupillenstarre. Lebhafte Sehnenreflexe.

Wa.R. im Blut positiv. Paralytischer Liquorbefund.

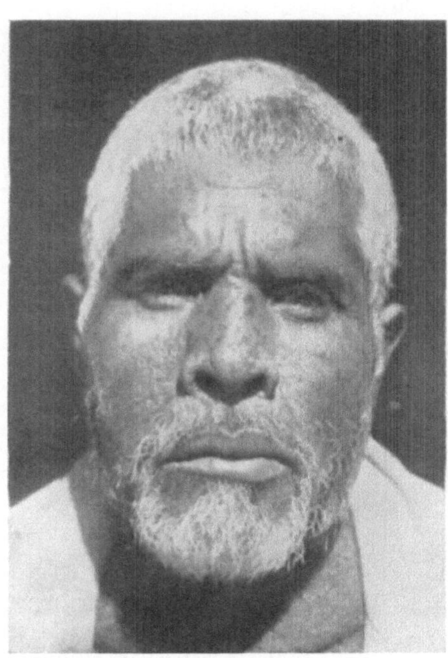

Abb. 13. Pockennarbiger paralytischer Indianer.

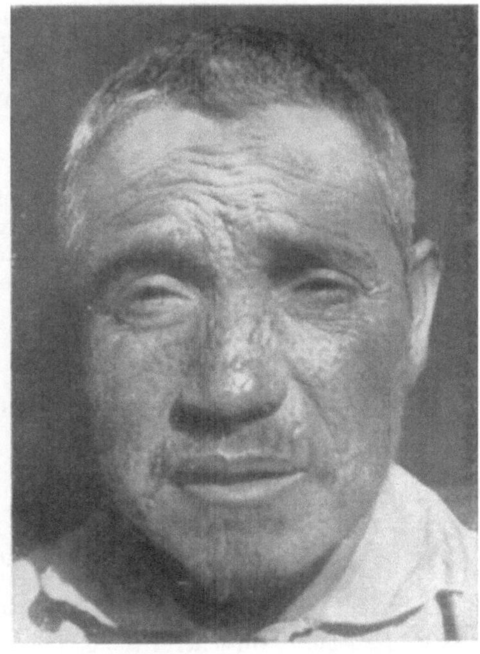

Abb. 14. Pockennarbiger paralytischer Indianer.

**Fall 2.** (Abb. 14.) Benjamin Faba aus Guamato, 44 Jahre alt. Aufgenommen in die Irrenanstalt Mexiko-Stadt am 17. III. 1293.

*Reichliche und ausgeprägte Pockennarben. Keine alten Impfnarben. In der Anstalt mit Erfolg geimpft.*

Hat Pocken und Typhus durchgemacht. Zeitpunkt dieser Infektionskrankheiten war nicht festzustellen. Über syphilitische Infektion war nichts in Erfahrung zu bringen.

Hat viel Alkohol getrunken.

Hochgradig demente Paralyse. Über Zeit und Ort unklar. Gibt sein Alter mit 15 Jahren an; meint, er sei General und habe 2000 Dollars. Paralytische Sprachstörung. Tremor. Pupillen different, verzogen, fast lichtstarr. P.S.R. lebhaft.

Wa.R. im Blut positiv. Paralytischer Liquorbefund.

## Impfnarbenfreie Paralytiker.

Außer den beiden pockennarbigen Indianern, von denen der eine keine Impfnarben, der andere nur solche, die von einer kurz vorher in der Anstalt vorgenommenen Impfung herrührten, aufwies, fand ich noch einen dritten Kranken, einen 33jährigen Otomi-Indianer, Thomas Juarez, der keine Impfnarben zeigte. Es war ein typischer, einfach dementer, stumpfer Paralytiker mit reflektorischer Pupillenstarre, gesteigerten Kniesehnenreflexen und Sprachstörung. Der Kranke faßte sehr schwer auf. Die Frage, ob er geimpft worden sei, bejahte er und gab an: „vor 8 Jahren". Da er aber die syphilitische Infektion ebenfalls als 8 Jahre zurückliegend bezeichnete, war es zweifelhaft, ob er die Frage richtig verstanden hatte.

Über die 4 folgenden Kranken aus dem St. Elizabeth Hospital in Washington — 3 Neger und 1 Negerin —, die entweder überhaupt keine Impfnarben oder nur solche darboten, die durch eine Impfung in der Anstalt nach der Erkrankung an Paralyse veranlaßt waren, seien die hauptsächlichsten Erscheinungen in aller Kürze mitgeteilt.

1. Samuel T. aus Texas. 54 Jahre alter Arbeiter.

Ulcus angeblich vor 30 Jahren. Hat Masern und Malaria durchgemacht. Einige Monate vor der Aufnahme linkseitige flüchtige Lähmung. Vorgeschrittene Demenz, völlig desorientiert, unsinnige Angaben. Pupillenstarre — wahrscheinlich absolute —, Tremor, Sprachstörung. P.S.R. lebhaft. Wa.R. im Blut: + +. Liquor: + +, Nonne: +, Gold: Paralysekurve.

*Keine Impfnarben.*

2. Cornelius B. 70 Jahre alter Arbeiter aus New York.

Seit 9 Monaten in der Anstalt. Anfangs noch leidlich geordnet. Seitdem rapid paralytisch verblödet. Jetzt völlig ohne Verständnis für seine Lage. Stumpf, zuweilen gereizt. Reflektorische Pupillenstarre, fehlende Kniesehnenreflexe, Tremor, Sprachstörung. Blut stark positiv. Liquor: Paralysebefund.

*In der Anstalt mit Erfolg vacciniert. Keine alten Impfnarben.*

3. Harry B. 38jähriger Arbeiter aus Washington.

Anfangs leichte Größenideen. Einfach demente Paralyse. Macht ganz törichte Angaben. Hält den Arzt für einen Koch. Das gegenwärtige Jahr sei 2400 usf. Reflektorische Pupillenstarre, P.S.R. gesteigert, Ataxie, schwere paralytische Sprachstörung. Blut stark positiv. Liquor: Paralysebefund.

*Keine Impfnarben.*

4. Leatha P. Angeblich 55 Jahre alte Frau.

Expansive Paralyse mit unsinnigen Größenideen. Weiß weder ihr Geburtsjahr, noch das laufende Jahr anzugeben. Weiß nicht, wo sie ist. Reflektorische Pupillenstarre. P.S.R. gesteigert. Unsicherer Gang, Tremor, Sprachstörung. Blut stark positiv. Liquor: Paralysebefund.

Keine Impfnarben. In der Anstalt ohne Erfolg geimpft.

Sämtliche Fälle waren psychisch so stark geschädigt, daß sie keine brauchbaren Angaben darüber machen konnten, ob sie vor ihrer Erkrankung einmal gegen Pocken geimpft worden waren oder nicht. Es wäre ja wohl möglich, daß einer oder der andere der Kranken ohne Erfolg geimpft worden ist. Daran wäre besonders bei Fall 4 aus Washington zu denken, weil die Impfung in der Anstalt ein negatives Resultat ergeben hat. Der Einwand ist natürlich nicht zu widerlegen, daß alle impfnarbenfreie Paralytiker unserer Beobachtung erfolglos geimpft worden sind. Dann müßte allerdings die Hypothese noch weiter ausgedehnt und angenommen werden, die Schutzpockenimpfung könne auch dann zur Paralyse führen, wenn durch sie keine Impfpocken, die Narben hinterlassen, erzeugt werden.

Abgesehen von diesen Einzelbeobachtungen waren auch die Erfahrungen allgemeiner Art, die wir auf unserer Reise machten, wenig geeignet, die Schutzpockenhypothese der Paralyse zu stützen.

Vor allem sprachen die Verhältnisse in Kuba in eindeutiger Weise gegen die Hypothese. Vor dem Spanisch-Amerikanischen Krieg wurde auf Kuba nur wenig geimpft und die Pocken waren daher sehr verbreitet. Dies änderte sich in sehr einschneidender Weise nach Errichtung der Republik. Im Jahre 1902 wurde ein Impfgesetz erlassen, das die Zwangsimpfung im 1. und 10. Lebensjahre vorschreibt. Das Gesetz wurde überall sorgfältig durchgeführt. Die Wirkungen zeigten sich sehr bald: die Pocken verschwanden. Nur während der Jahre 1916—1922 wurden die Impfungen, wie uns Professor Agromonte in Habana, der frühere Chef des Gesundheitswesens, mitteilte, an einzelnen Stellen etwas vernachlässigt, so daß damals vereinzelt Pocken vorkamen. In den letzten Jahren ist Kuba wieder pockenfrei geworden. In Kuba hätte man, wenn die Schutzpockenimpfung der Paralyse vorarbeiten würde, ein Anwachsen der Paralyse feststellen müssen. Dies ist jedoch keineswegs der Fall. Wie ich in dem Abschnitt über Kuba ausgeführt habe, ist die Paralyse bei den kubanischen Negern — unsere Untersuchungen bezogen sich nur auf Neger, auf die natürlich in gleicher Weise wie auf die Weißen das Impfgesetz Anwendung findet — sogar ungemein selten, obwohl die Syphilis bei ihnen verbreitet ist. Die Paralyse scheint bei den Negerinnen kaum und bei den Negern auch nur vereinzelt vorzukommen. Unter 1000 Negern der Irrenanstalt in Habana fanden sich nur zwei Fälle. Vor Einführung der Schutzpockenimpfung scheint die Paralyse in Habana eher häufiger gewesen zu sein, als sie jetzt ist. Denn, wie Munoz berichtete, gelangten in den Jahren 1862—1865 in der dortigen Anstalt 9 Negerparalysen zur Aufnahme. Diese Tatsache läßt sich schlechterdings nicht mit der Annahme in Einklang bringen, daß die Schutzpockenimpfung der Paralyse als Schrittmacher dient.

In Mexiko trafen wir hinsichtlich der Pocken Zustände an, die von den Verhältnissen in Kuba gänzlich verschieden waren. In Mexiko läßt die Schutzpockenimpfung noch viel zu wünschen übrig, und die Pocken sind infolgedessen häufig. Wie ich bereits erwähnte, befanden sich in einer kleinen Gruppe von Paralysen, die ich in der Anstalt in Mexiko untersuchte, allein schon 2 Fälle, die Pocken durchgemacht hatten. Von weiteren 100 Indianern und Indianerinnen der Anstalt, die an verschiedenen Geisteskrankheiten — vorwiegend Dementia praecox — litten, konnte Professor Kraepelin feststellen, daß 21 an Pocken erkrankt gewesen waren: von 50 Männern 11 und von 50 Frauen 10. Wenn die Hypothese von der Vaccinogenie der Paralyse zuträfe, hätte man bei den mexikanischen Indianern wenig Paralyse finden dürfen. Tatsächlich aber war die Paralyse recht häufig vertreten, ungleich häufiger als bei den kubanischen Negern. So sprechen unsere Beobachtungen in Mexiko, ebenso wie die in Kuba, gegen die Hypothese.

Einteilung der Vereinigten Staaten von Nordamerika in Divisions-Staaten-
gruppen I—IX und in States-Einzelstaaten 1—49:

**I.**
New England

1. Maine
2. New Hampshire
3. Vermont
4. Massachusetts
5. Rhode Island
6. Connecticut

**II.**
Middle Atlantic

7. New York
8. New Jersey
9. Pennsylvania

**III.**
East North Central

10. Ohio
11. Indiana

12. Illinois
13. Michigan
14. Wisconsin

**IV.**
West North Central

15. Minnesota
16. Jowa
17. Missouri
18. North Dakota
19. South Dakota
20. Nebraska
21. Kansas

**V.**
South Atlantic

22. Delaware
23. Maryland

24. District of Co-
lumbia
25. Virginia
26. West Virginia
27. North Carolina
28. South Carolina
29. Georgia
30. Florida

**VI.**
East South Central

31. Kentucky
32. Tennessee
33. Alabama
34. Mississippi

**VII.**
West South Central

35. Arkansas
36. Louisiana

37. Oklahoma
38. Texas

**VIII.**
Mountain

39. Montana
40. Idaho
41. Wyoming
42. Colorado
43. New Mexico
44. Arizona
45. Utah
46. Nevada

**IX.**
Pacific

47. Washington
48. Oregon
49. California

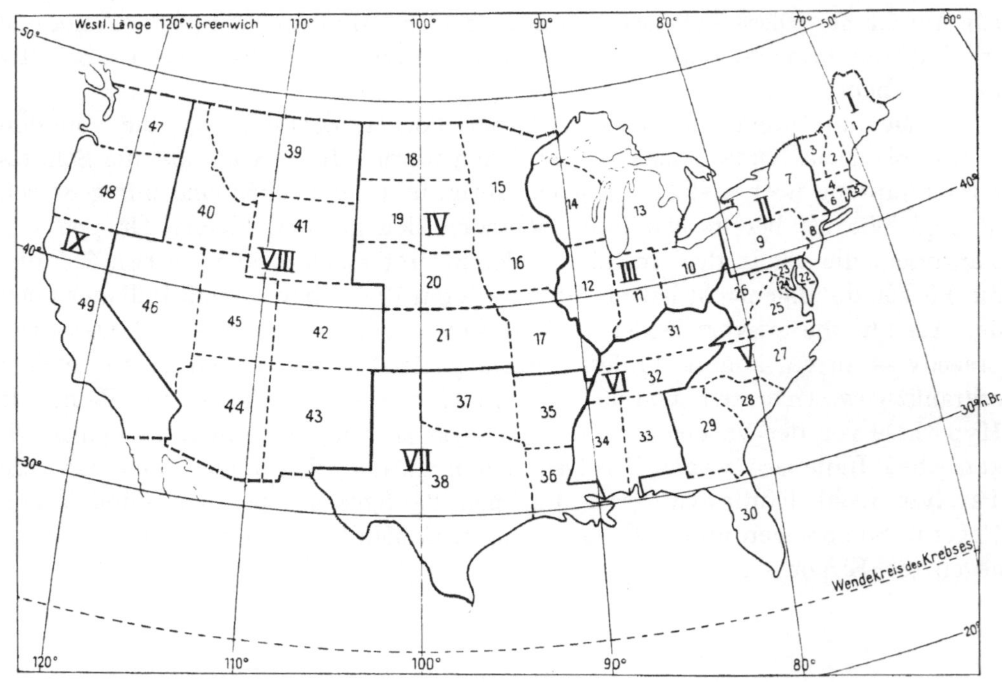

# Literatur.

Allen: The negro health problem. Americ. journ. of public health. New York med. journ. a. med. record **5**, 194—203. 1915.

Annual report of the Surgeon General U. S. Army. Washington 1924.

Baetz, W. G.: Syphilis in colored canal laborers. New York med. journ. a. med. record, Oct. 24, 1914. 820.

Barnes, F. M.: St. Louis Univ. School of Med. General paresis in the negro. Ebenda **98**, 767. 1913.

Du Bois, M. E. B.: The Gift of Black Folk. Boston, Mass. 1924.

Boteler, W. C.: Pecularities of American Indians from a physiological and pathological standpoint. Maryland med. journ. **7**, 54—58. Baltimore 1880—81.

Buchanan: Insanity in the colored race. New York med. journ. a. med. record **44**, 67—70. 1886.

Burr, C. W.: Paralysis agitans in negroes. Journ. of the Americ. med. assoc., Jan. 4. 1913. 43—44.

Byers: Diseases of the Southern negro. Med. a. s. rep. of Philadelphia **58**, 222—224. 1888.

Clairborne: The negro; his environments as a slave; his environments as a freeman. Tristate med. assoc. Richmond, Va. **2**, 91—108. 1900.

Clapp, C. A.: Significance of syphilis as an etiologic factor in acute iritis. Americ. journ. of ophth. Ser. 3, 4, Nr. 3, 194. 1921.

Conference of representatives of health and education bords of Southern States for the betterment of health conditions among negroes. New Orleans med. a. surg. journ. **67**, 141, 252, 351. 1914—15.

Daraszkiewicz, A.: Zum Rätsel der Paralyse. Allg. Zeitschr. f. Psychiatrie u. psych.-gerichtl. Med. **83**, 53. 1925.

Day, A. B. and McNitt, W.: The incidence of syphilis as manifested by routine Wassermann reactions on 2925 hospital and dispensary medical cases. Americ. journ. of syphilis, St. Louis **3**, 595—606. 1919.

Deaderick: Some aspects of disease in the negro. Virginia med. semi-monthley, Richmond **21**, 249. 1916.

Donaldson, E.: Syphilis as a cause of insanity. Public health reports, Jan. 21, 1921.

Donner, Sven.: Die arteriosklerotische Belastung der Paralytiker und anderer Geisteskranker. Zeitschr. f. d. ges. Neurol. u. Psychiatrie **89**, 429. 1924.

Dowler, B.: Researches into the sanitary condition and vital statistics of barbarians. New Orleans med. a. surg. journ. **14**, 335—352. 1857.

Dowling: The negro as a health factor. Texas-state journ. of med., Fort Worth **11**, 470—473. 1915.

Falls and Moore: The value of the Wassermann Test in pregnancy. Journ. of the Americ. med. assoc. 1916. 676.

Fell: Syphilis among admissions to the Elgin State Hospital, Illinois. Med. journ. **32**, 267. 1917.

Fleming, H. C.: Medical observations on the Zuñi Indians. Contributions from the Museum of the American Indian Heye Foundation **7**, Nr. 2. New York 1924.

Folkes: The negro as a health problem. Americ. med. assoc. **55**, 1246. Chicago 1910.

Fox, H. (1): Case of anular papular syphilis in a negress. Journ. of the Americ. med. assoc., May 10, 1913. 1420. — Ders. (2): Skin diseases in the negro. Journ. of cutan. dis. **26**, 67, 109. 1908.

Furbush, E. M.: General paralysis in state hospitals for mental disease. Mental hyg. **7**, Nr. 3. 1923.

Geave: Diseases of Indians of the southwest and their treatment. New Orleans med. a. surg. journ. **68**, 6, 359.

Graves: The negro a menace to the health of the white race. Southern med. journ. **9**, 407—413. Nastville 1916.

Green, E. M.: Psychoses among negroes — a comparative study. Journ. of nerv. a. ment. dis. **41**, Nr. 2. 1914.

Hazen, H. H. (1): Syphilis among school children. Washington med. ann. **12**, 223. 1913. — Ders. (2): Syphilis in the American negro. Journ. of the Americ. assoc., Aug. 8, 1914. 463—466.

Hecht, D. O.: Tabes in the Negro. Americ. journ. of the med. science **126**, 705. 1903.

Herrick: Comparative vital movement of the white and colored races in the United States. New Orleans med. and surg. journ. N. s. **9**, 677—683. 1881—82. Soc. news, Hamilton **2**, 33—38. Ohio 1882.

Hindman: Syphilis among insane negroes. Americ. journ. of public health **5**, 218. 1915.

Hoffman, F. L.: Health conditions among the Indians. Journ. of the Americ. med. assoc., Sept. 8, 1923. 848—849.

Holbrook: Syphilis in the East Louisiana Hospital for the Insane. Americ. journ. of insanity **73**, 261. 1916.

Hrdlička, A. (1): Diseases of the Indians, more especially of the southwest United States and northern Mexico. Washington med. assoc. **4**, 372. 1905—06. — Ders. (2): Physiological and medical observations among the Indians of southwestern United States and Northern Mexico. Washington 1908.

Hubbard, L. D.: A comparative study of syphilis in coiored and in white women with mental disorder. Arch. of neurol. a. psychol. **12**, 198—205. Aug. 1924.

Hummel, E. M.: The rarity of tabetic and paretic conditions in the negro; case of tabes in a foll-blooded negress. Journ. of the Americ. med. assoc., June 3, 1911. 1645—1646.

Hummer, H. R.: Insanity among the Indians, Read before the annual meeting of the American Medico-Psychological Association, Atlantic City, N. J., May 14, 1912. Americ. journ. of insanity **69**, 615. 1913.

Hunter, J. D.: Observations on the diseases incident to certain of the North American Indian tribes. N. J. med. a. phys. journ. **1**, 174—179. 1922.

Influence of syphilis upon insanity and marriage: Note and comment in Social Hygiene **1**, 485. 1915. From the report of the commission to investigate the extent of feeblemindedness, epilepsy and insanity and other conditions of mental defectiveness in Michigan.

Insane and feeble-minded in institutions 1910. Department of Commerce. Bureau of the Census. Washington 1914.

Ivey: The Wassermann reaction among the negro insane of Alamba. Med. record **84**, 712. 1913.

Jamison, S. C.: Syphilis in female negro. New Orleans med. a. surg. journ. **69**, 96. Aug. 1916.

Janeway: Shattuck lecture. The etiology of the diseases of the circulatory system. Boston med. a. surg. journ. **174**, 925. 1916.

Jones: The negro's struggle for Health. Hosp. soc. service **7**, 126—131. 1923.

Jones, J.: Explorations and researches concerning the destruction of the aboriginal inhabitants of America by various diseases as syphilis etc. New Orleans med. a. surg. journ. **5**, 926—941. 1877—78.

Keller, R. L.: Syphilis and tuberculosis in negro race. Texas state journ. of med. **19**, 495—498, Jan. 1924.

Knapp: The Wassermann reaction in four hundred cases investigated by group study methods. Americ. journ. of syphilis **1**, 772. 1917.

Kneeland, J.: On some causes tending to promote the extinction of the aborigines of America. Transact. of the Americ. med. ass., Philadelphia **15**, 253—260. 1864.

Kolb (1): Eine vergleichende internationale Paralysestatistik. Zeitschr. f. d. ges. Neurol. u. Psychol. **96**, 74. 1925. — Ders. (2): Zum Rätsel der Paralyse. Allg. Zeitschr. f. Psychiatrie u. psych.-gerichtl. Med. **84**, 275. 1926.

Lake: The civilised Indian, his physical Characteristics and some of his diseases. Transact. of the med. soc. of the state of New York 1902. 285.

Landis: The negro health problem in cities. Ohio med. journ., Columbus **12**, 173—175. 1916.

Lemann, T. T.: Aneurysma of the Thoracic Aorta. Americ. journ. of med. science 152, 210—222. 1916.

Lucke, B.: Tabes dorsalis. A pathological and clinical Study of 250 Cases. Journ. of nerv. a. ment. dis. 48, 393. 1916.

— and Rea, M. H.: General Statistical Data on Aneurysm. Journ. of state med. assoc. 77, 935. 1921.

Lynch, K. M., McInnes, B. K. and McJung: Concerning Syphilis among the American Negro. „Rosper Hospital" (South Carolina) Charleston. South. med. journ. 8, 450—456. 1915.

McArthur, D. C.: Syphilis as we see it among natives of Bechuanaland today, being a study of some 1.547 cases of syphilis occurring among native tribes of Taung, extending over a period of six years. Americ. journ. of syphilis 7, 569—607, July 1923.

McCord, J. R.: Results obtained in a conservative teaching clinic among 2.500 negro women. Americ. journ. of obstetr. a. gynecol. 8, 723—729. Dez. 1924.

McDowell, M.: Some Memoranda concerning American Indians. Department of the Interior. Washington 1923.

McNeil, H. L.: Syphilis in the negro as determined by 1000 Wassermann and luetin reactions done on hospital patients. Journ. of the Americ. med. assoc., Sept. 30, 1916. 1001.

Matas: The surgical peculiarities of the negro. Transact. of the Americ. surg. assoc. 14, 483. 1896.

Mays: Increase of insanity and consumption among the negro population of the South since the war. Boston med. a. surg. journ. 135, 537—540. 1897. Virginia med. semi-monthley 2, 129—133. Richmond 1897—98.

Miller (1): Eugenics of the negro race. Scient. monthly 5, 57—63. New York 1917. — Ders. (2): The effects of emancipation upon the mental and physical health of the negro of the South. North Carolina med. journ., Nov. 20, 1896.

Miscellany: Communicable diseases among the American Indians. Journ. of the Americ. med. assoc., June 7, 1913. 1814—16.

Moodie: Surgery and disease among the pre-Columbian Indians of N. A. Surg. clinics of Chicago 4, 1091—1102. Oct. 1920.

Moody: A Pphysician among the Indians. Americ. journ. of clinic. med. 14, 310. 1907.

Moore: The Wassermann test in the medical dispensary. Journ. of the Americ. med. assoc. 65, 1980. 1915.

Moreno, S. R.: Estudios acerca de la Paralysis general progressiva. Tesis. Mexico 1924.

Mortality Statistics 1921. 22th Annual Report. Departm. of Comm. Bureau of the Census. Washington 1924.

Movimiento de Poblacion en la Republica de Cuba. Habana 1925.

Murrell, T. W. (1): Syphilis and the american negro. Journ. of the americ. med. assoc. 54, 846. 1910.

Musser, H. R. and Bennett, A. E.: The Incidence of Syphilis of the Aorta with interstitial and parenchymatous Neurosyphilis. Arch. of internal med. 34, 833. Dez. 1924.

Neave, J. L. (1): An agency doctor's experiences among frontier Indians. Cincin. med. journ. 9, 875. 1894; 10, 611. 1895; 11, 17. 1896. — Ders. (2): Reminiscences of medical Practice among the Indians. Americ. journ. of clinic. med. 17. 1910.

Negroes in the United States, Bureau of Census 1904.

Nott: Liability of negroes to the epidemic diseases of the South. South. med. a. surg. journ. N. s. 14, 253. Cengasta 1858.

Osler, W.: Syphilis and Aneurysma. Brit. med. journ. 2, 1509—1514. 1909.

Paine: Results of the Wassermann in 200 consecutive admissions to the Denver State Hospital. Boston med. a. surg. journ. 168, 501. 1913.

Patterson, F. D.: Med. Practice among Indians. Americ. journ. of clinic. med. 16, 997. 1909.

Patton: The relative immunity of the negro to alcoholism. New Orleans med. a. surg. journ. 64, 201—209. 1911/12.

Pawan, J. L.: Locomotor ataxia with Charcot's joint disease in negro. Ann. of trop. med. a. parasitol. 18, 347—350, Oct. 1924.

Plaut, F.: Pockenschutzimpfung als Ursache der Paralyse — eine neue Irrlehre. Naturwissenschaften Jg. 13, H. 49/50. 1925.
— u. Jahnel, F. (1): Die progressive Paralyse — eine Folge der Schutzpockenimpfung? Münch. med. Wochenschr. Nr. 10. 1926 — Dies. (2): Schutzpockenimpfung, Syphilisverlauf und Paralyse im Lichte tierexperimenteller Untersuchungen. Ebenda Nr. 13. 1926.
Pollock, H. M. (1): General paralysis in New-York-State 1913—1922. State hosp. quart. Nov. 1923. — Ders. (2): Mental disease among negroes in the United States. Ebenda, Nov. 1925.
— and Furbush, E. M. (1): Mental diseases in Twelve States 1919. Mental hyg. 5, Nr. 2. 1921. — Dies. (2): Comparative statistics of state hospitals for mental diseases 1920. The National Committee for Mental Hygiene. New York 1922.
Powell: The increase of insanity and tuberculosis in the southern negro since 1860 and its alliance and some of the supposed causes. Journ. of the Americ. med. ass. 27, 1185 bis 1188. Chicago 1896.
Qualls: Some observations latent or clinically inactive syphilis in the Canal Zone. Americ. journ. of syphilis 1, 712. 1917.
Quillian: Racial peculiarities as a cause of the prevalence of syphilis in negroes. Americ. journ. of dermatol. a. genito-urinary dis. 10, 277. 1906.
Da Rocha: Bemerkungen über das Vorkommen des Irreseins bei den Negern. Allg. Zeitschr. f. Psychiatrie u. psych.-gerichtl. Med. 55. 1898.
Roy, J. N.: Syphilis among negroes of Africa and its manifestations in Oto-rhinolaryngology. Ann. of otol., rhinol. a. laryngol. 29, 79. March 1920.
Salomon: Die Ursachen der größeren Häufigkeit der Tabes und Paralyse bei den Kulturvölkern. Dtsch. med. Wochenschr. Nr. 46, 1897. 1925.
Sanidad y Beneficencia 27. Habana 1922.
Shaw, W. F.: Medical experiences among Kwquithlih Indians along Discovery Passage, B. C. Canadian med. a. journ. 13, 657. Sep. 1923.
Spingarn, A. B.: Venereal disease among negro. Social hyg. 4, 333. July 1918.
Taylor, Madison: The negro and his health problem. S. America climate 28, 62—71. Philadelphia 1912. Med. record 87, 513—515. New York 1912.
Terry: The negro — his relation to public health in the South. Americ. journ. of public health 3, 300—310. New York 1913.
Thompson, L. B.: Syphilis Diagnosis and treatment. Philadelphia 1920. 52.
— and Kingery, L. B.: Syphilis in the negro. Americ. journ. of syphilis 3, 384. July 1919.
Trask: Death rates of the colored population, their tread and significance in the United States. Public health reports 31, 705—711. Washington.
Upshur: The future of the negro, from the standpoint of the doctor. Charlotte med. journ. 30, 14—16. 1907.
Vedder, E. B. (1): Syphilis and Public Health. Philadelphia and New York 1918. — Ders. (2): The prevalence of syphilis in the army. Bulletin No. 8, W. D., Office of the Surgeon-General, S. 60.
— and Hough: Prevalence of syphilis among the inmates of the government hospital for the insane. Journ. of the Americ. med. assoc. 64, 972. 1915.
Venereal Disease Information. Washington 1924.
Webb, D. W.: The Indian under medical observation. Proc. of the Florida med. assoc., Jacksonville 1887. 27—34.
Wender: The role of syphilis in the insane negro. New York med. journ. a. med. record 1916, civ. 1286.
Williams: The limitations and possibilities of prenatal care. Journ. of the Americ. med. ass. 1915. 95.
— and Kolmer: The Wassermann reaction in gynecology. Americ. journ. of obstetr. a. gynecol. 84, 639. 1916.
Wilson: Some medical aspects of the negro. Southern med. journ. 8, 3—6. 1915.
Witmer, A. H.: Insanity in the colored race in the United States. Alienist a. neurologist 12, 19—30. 1891.
Zimmermann, E. L.: Comparative study of syphilis in whites and negroes. Arch. of Dermatol. u. Syphilis 4, 75. Juli 1921.

**Über Halluzinosen der Syphilitiker.** Von Privatdozent Dr. **Felix Plaut,** wissenschaftlicher Assistent der Psychiatrischen Universitätsklinik in München. („Monographien aus dem Gesamtgebiete der Neurologie und Psychiatrie", Band 16.) IV, 116 Seiten. 1913. RM 5.60
*Die Bezieher der „Zeitschrift für die gesamte Neurologie und Psychiatrie" und des „Zentralblattes für die gesamte Neurologie und Psychiatrie" erhalten die Monographien mit einem Nachlaß von 10 %.*

w **Die Malariabehandlung der progressiven Paralyse.** Unspezifische Metalues des Zentralnervensystems mittels künstlicher Erzeugung einer akuten Infektionskrankheit. Von Privatdozent Dr. **Josef Gerstmann,** Assistent der Universitätsklinik für Psychiatrie und Nervenkrankheiten in Wien. Mit einem Vorwort von Professor Dr. J. Wagner-Jauregg. Mit 16 Textabbildungen. IV, 229 Seiten. 1925.
RM 12.—; gebunden RM 13.20

**Die Syphilis des Zentralnervensystems.** Ihre Ursachen und Behandlung. Von Professor Dr. **Wilhelm Gennerich** in Kiel. Zweite, durchgesehene und ergänzte Auflage. Mit 7 Abbildungen. VIII, 295 Seiten. 1922. RM 9.—

**Nissls Beiträge zur Frage nach der Beziehung zwischen klinischem Verlauf und anatomischem Befund bei Nerven- und Geisteskrankheiten.**
Erster Band. Heft 1: Mit 34 Figuren. 91 Seiten. 1913. RM 2.50
Erster Band. Heft 2: **Zwei Fälle von Katatonie mit Hirnschwellung.** Mit 48 Figuren. II, 112 Seiten. 1914. RM 2.80
Erster Band. Heft 3: **Ein Fall von Paralyse mit dem klinischen Verlauf einer Dementia praecox. Zwei Fälle mit akuter Erkrankung der Nervenzellen.** Mit 59 Figuren. 107 Seiten. 1915. RM 4.60
Zweiter Band. Heft I: Herausgegeben von **F. Plaut** und **W. Spielmeyer** in München. Mit 72 Abbildungen. IV, 128 Seiten. 1923. RM 7.50
*Die Beiträge erscheinen zwanglos in Heften, die in sich abgeschlossen und einzeln käuflich sind.*

**Über die juvenile Paralyse.** Von Dr. **Toni Schmidt-Kraepelin.** Mit 9 Textabbildungen. („Monographien aus dem Gesamtgebiete der Neurologie und Psychiatrie", Band 20.) IV, 124 Seiten. 1920. RM 9.—
*Die Bezieher der „Zeitschrift für die gesamte Neurologie und Psychiatrie" und des „Zentralblattes für die gesamte Neurologie und Psychiatrie erhalten die Monographien mit einem Nachlaß von 10%.*

**Hundert Jahre Psychiatrie.** Ein Beitrag zur Geschichte menschlicher Gesittung. Mit 35 Textbildern. Von Prof. **Emil Kraepelin.** (Sonderabdruck aus „Zeitschrift für die gesamte Neurologie und Psychiatrie". Orig.-Bd. 38.) IV, 115 Seiten. 1918. RM 2.80

**M. Lewandowskys Praktische Neurologie für Ärzte.** Vierte, verbesserte Auflage von Dr. **R. Hirschfeld** in Berlin. Mit 21 Abbildungen. („Fachbücher für Ärzte", herausgegeben von der Schriftleitung der „Klinischen Wochenschrift", Band I.) XVI, 396 Seiten. 1923. Gebunden RM 12.—
*Die Bezieher der „Klinischen Wochenschrift" erhalten die „Fachbücher" mit einem Nachlaß von 10 %.*

**Psychiatrie für Ärzte.** Von Dr. **Hans W. Gruhle,** a. o. Professor der Universität Heidelberg. Zweite, vermehrte und verbesserte Auflage. Mit 23 Textabbildungen. („Fachbücher für Ärzte", herausgegeben von der Schriftleitung der „Klinischen Wochenschrift", Band III.) VI, 304 Seiten. 1922. Gebunden RM 7.—
*Die Bezieher der „Klinischen Wochenschrift" erhalten die „Fachbücher" mit einem Nachlaß von 10%.*

*Die mit* w *bezeichneten Werke sind im Verlage von Julius Springer in Wien erschienen.*

Verlag von Julius Springer in Berlin W 9

**Handbuch der Serodiagnose der Syphilis.** Von Professor Dr. **C. Bruck,** Leiter der Dermatologischen Abteilung des Städtischen Krankenkauses Altona, Privatdozent Dr. **E. Jacobsthal,** Leiter der Serologischen Abteilung des Allgemeinen Krankenhauses Hamburg-St. Georg, Privatdozent Dr. **V. Kafka,** Leiter der Serologischen Abteilung der Psychiatrischen Universitätsklinik und Staatskrankenanstalt Hamburg-Friedrichsberg, und Oberarzt Dr. **J. Zeißler,** Leiter der Serologischen Abteilung des Städtischen Krankenhauses Altona. Herausgegeben von **Carl Bruck.** Zweite, neubearbeitete und vermehrte Auflage. Mit 46 zum Teil farbigen Abbildungen. VIII, 546 Seiten. 1924. RM 30.—; gebunden RM 32.—

**Die Syphilis.** Kurzes Lehrbuch der gesamten Syphilis mit besonderer Berücksichtigung der inneren Organe. Unter Mitarbeit von Fachgelehrten herausgegeben von **E. Meirowsky** in Köln und **Felix Pinkus** in Berlin. Mit einem Schlußwort von A. von Wassermann. Mit 79 zum Teil farbigen Abbildungen. („Fachbücher für Ärzte", herausgegeben von der Schriftleitung der „Klinischen Wochenschrift", Band IX.) VIII, 572 Seiten. 1923. Gebunden RM 27.—
*Die Bezieher der „Klinischen Wochenschrift" erhalten die „Fachbücher" mit einem Nachlaß von 10⁰/₀.*

**Studien über die Fortpflanzung von Bakterien, Spirillen und Spirochäten.** Von **E. Meirowsky** in Köln. Mit 1 Textfigur u. 19 Tafeln. VII, 95 Seiten. 1914. RM 12.60

 **Frühdiagnose und Frühtherapie der Syphilis.** Von Professor Dr. **Leopold Arzt,** Assistent der Universitätsklinik für Dermatologie und Syphilidolodie in Wien. Mit zwei mehrfarbigen und einer einfarbigen Tafel. („Abhandlungen aus dem Gesamtgebiet der Medizin.") VI, 84 Seiten. 1923. RM 3.—
*Für Abonnenten der „Wiener klinischen Wochenschrift" ermäßigt sich der Bezugspreis um 10⁰/₀.*

**Die Salvarsanbehandlung der Syphillis.** Versuch einer gemeinverständlichen Darstellung. Vortrag, gehalten in der Ortsgruppe Breslau der Deutschen Gesellschaft zur Bekämpfung der Geschlechtskrankheiten. Von Professor Dr. **J. Jadassohn,** Direktor der Universitätshautklinik in Breslau. 20 Seiten. 1923. RM 0.40

**Geschlechtskrankheiten bei Kindern.** Ein ärztlicher und sozialer Leitfaden für alle Zweige der Jugendpflege. Unter Mitarbeit von W. Fischer-Defoy, Frankfurt a.M., F. Kramer, Berlin, E. Langer, Berlin, herausgegeben von **A. Buschke** und **M. Gumpert.** Mit 10 Abbildungen. IV, 108 Seiten. 1926. RM 5.40

**Die pathogenen Protozoen und die durch sie verursachten Krankheiten.** Zugleich eine Einführung in die allgemeine Protozoenkunde. Ein Lehrbuch für Mediziner und Zoologen von Prof. Dr. **Max Hartmann,** Mitglied des Kaiser Wilhelm-Instituts für Biologie, Berlin-Dahlem, und Prof. Dr. **Claus Schilling,** Mitglied des Instituts für Infektionskrankheiten „Robert Koch", Berlin. Mit 337 Textabbildungen. X, 462 Seiten. 1917. RM 18.—

**Exotische Krankheiten.** Ein kurzes Lehrbuch für die Praxis von Prof. Dr. med. **Martin Mayer,** Abteilungsvorsteher am Institut für Schiffs- und Tropenkrankheiten, Privatdozent an der Universität Hamburg. Mit 210 zum großen Teil farbigen Abbildungen und 2 Tafeln. VI, 304 Seiten. 1924. RM 24.—; gebunden RM 25.—

**G. Jochmann's Lehrbuch der Infektionskrankheiten** für Ärzte und Studierende. Zweite Auflage unter Mitwirkung von Dr. **B. Nocht,** o. ö. Professor, Direktor des Instituts für Schiffs- und Tropenkrankheiten zu Hamburg, und Prof. Dr. **E. Paschen,** Oberimpfarzt, Direktor der Staatsimpfanstalt zu Hamburg, neu bearbeitet von Dr. **C. Hegler,** a. o. Professor der Universität, Stellvertretender Direktor des Allgemeinen Krankenhauses Hamburg-St. Georg. Mit 464 zum großen Teil farbigen Abbildungen. XI, 1077 Seiten. 1924. RM 54.—; gebunden RM 57.—

**Infektionskrankheiten.** Von Prof. **Georg Jürgens,** Berlin. Mit 112 Kurven. („Fachbücher für Ärzte", herausgegeben von der Schriftleitung der „Klinischen Wochenschrift". Band VI.) VI, 341 Seiten. 1920. Gebunden RM 7.40
*Die Bezieher der „Klinischen Wochenschrift" erhalten die „Fachbücher" mit einem Nachlaß von 10⁰/₀.*